부산대학교 병원

필기시험
(임상간호학)

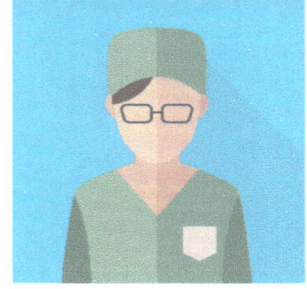
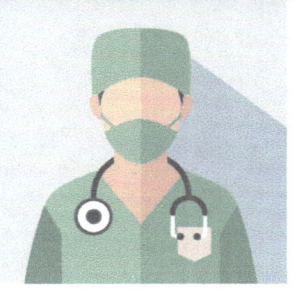
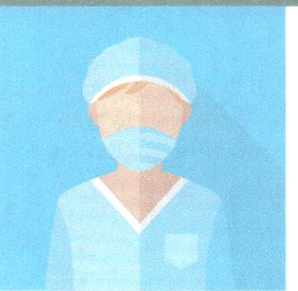
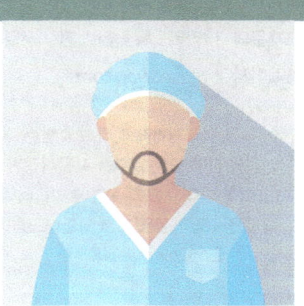

부산대학교병원
필기시험(임상간호학)

개정2판 인쇄   2023년 09월 13일
개정3판 발행   2025년 08월 04일

편 저 자 | 간호시험연구소
발 행 처 | ㈜서원각
등록번호 | 1999-1A-107호
주 　 소 | 경기도 고양시 일산서구 덕산로 88-45(가좌동)
교재주문 | 031-923-2051
팩 　 스 | 031-923-3815
교재문의 | 카카오톡 플러스 친구[서원각]
홈페이지 | goseowon.com

▷ 이 책은 저작권법에 따라 보호받는 저작물로 무단 전재, 복제, 전송 행위를 금지합니다.
▷ 내용의 전부 또는 일부를 사용하려면 저작권자와 (주)서원각의 서면 동의를 반드시 받아야 합니다.
▷ ISBN과 가격은 표지 뒷면에 있습니다.
▷ 파본은 구입하신 곳에서 교환해드립니다.

이 책 의 머 리 말

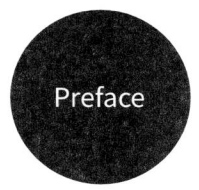

들어가며…

부산대학교병원은 국민의 건강과 생명을 지키며 우리나라의 의학발전을 선도해 왔습니다. 1885년 한국 최초의 서양식 국립병원 제중원에서 시작하여 1978년 특수법인 부산대학교병원으로 개편하였습니다.

130여 년간 우리나라의 의학발전을 선도한 국가중앙병원으로 현재 본원을 비롯한 분당부산대학교병원, 서울특별시보라매병원, 강남센터와 아랍에미리트(UAE) 현지에서 운영하는 칼리파 전문병원을 통해 인류 건강을 수호하는 세계 속의 병원으로 전진하는 중입니다.

부산대학교병원 필기시험은 임상간호학(기본간호학, 성인간호학, 간호관리학)을 다루고 있습니다. 이에 본서는 기출복원문제 2회분과 실력평가 모의고사 3회분을 통해 수험생 여러분이 실전에 대비할 수 있도록 구성하였습니다.

자세한 해설을 통해 꼼꼼한 학습이 가능하도록 했으며 OMR 답안지를 수록하여 마킹 연습까지 할 수 있도록 구성하였습니다.

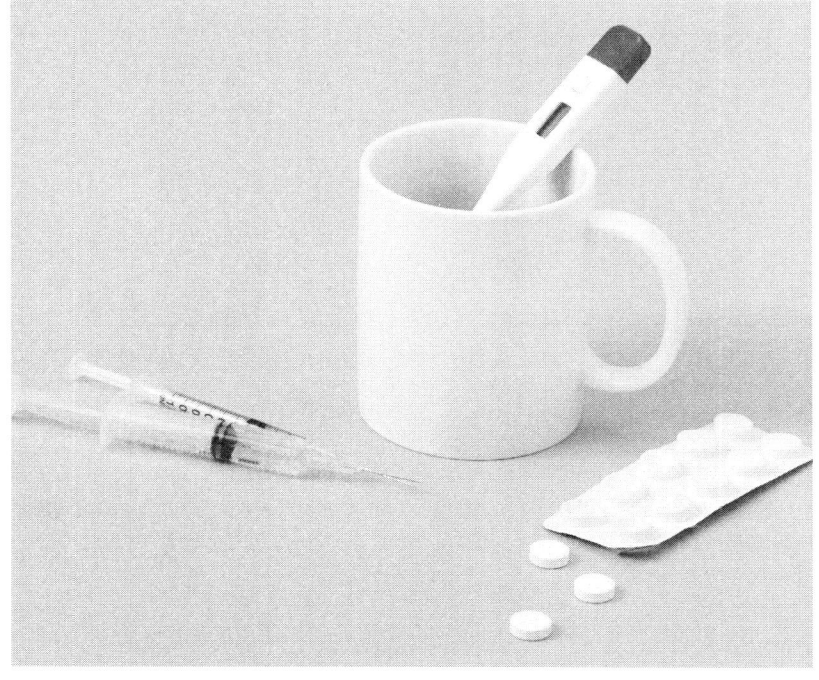

합격을 향해 고군분투하는 학습자분들에게 힘이 되는 교재가 되기를 바라며 서원각이 진심으로 응원합니다.

이 책의 특징 및 구성

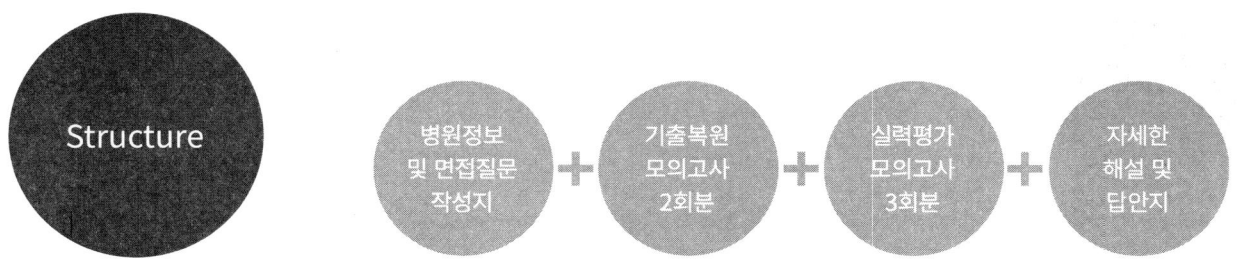

병원 정보를 상세하게 확인하세요!
면접 기출복원질문을 확인하세요!
임상간호학 이론 요약을 확인하세요!

다양한 과목과 유형이 있는 기출문제를 확인하세요!

한 회차의 정답을 한눈에 확인하세요!
실전 연습을 위한 답안지를 확인하세요!
회독 횟수와 오답수를 체크하세요!

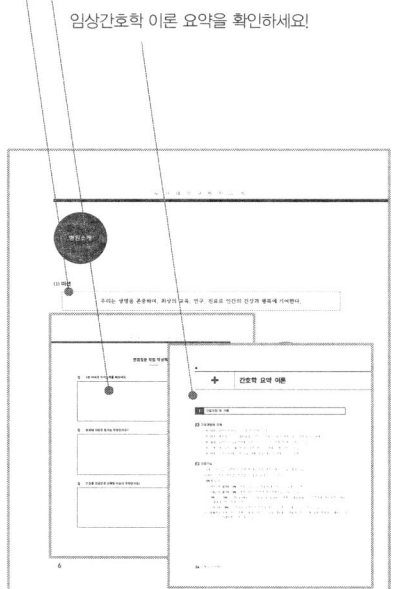
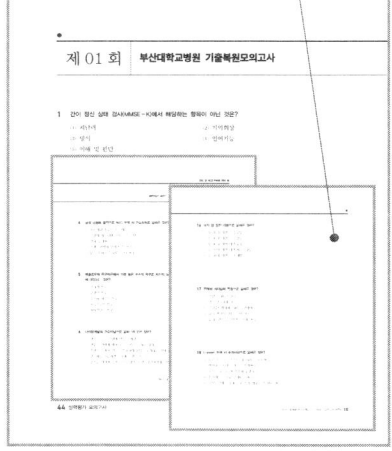
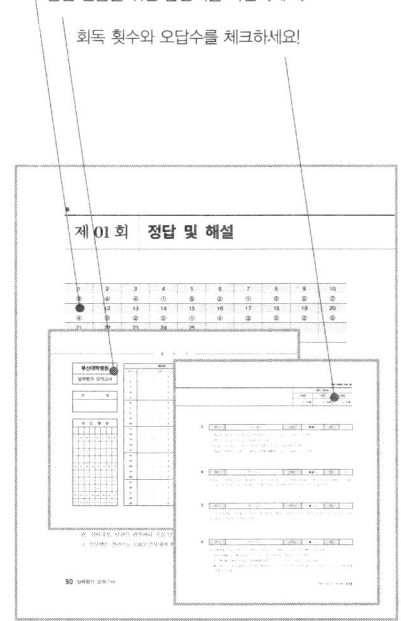

병원정보, 면접질문, 요약 이론 수록

부산대학교병원의 전반적인 정보와 자기소개서 및 간단한 면접 기출복원질문을 확인할 수 있습니다. 또한 이론 요약을 통해 시험 전 알아두면 좋은 이론을 확인해보세요.

간호학 전과목 5회분 모의고사

부산대병원/양산부산대병원 필기시험 기출문제를 복원한 2회분과 함께 실력평가 모의고사 3회분을 수록하였습니다.

꽉찬 해설과 답안지

상세한 해설로 문항을 확인하고 학습이 가능합니다. 답안지에 체크하며 실전과 같이 연습할 수 있습니다.

이 책 의 차 례

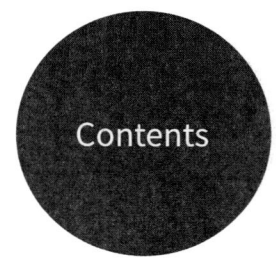

PART 01 이론

+ 간호학 요약 이론 ---------------------------------- 024

PART 02 실력평가 모의고사

제01회 부산대학교병원 기출복원모의고사 ---------------------- 044
제02회 양산부산대학교병원 기출복원모의고사 -------------------- 052
제03회 실력평가 모의고사 ------------------------------- 060
제04회 실력평가 모의고사 ------------------------------- 068
제05회 실력평가 모의고사 ------------------------------- 076

PART 03 정답 및 해설

제01회 정답 및 해설 ---------------------------------- 086
제02회 정답 및 해설 ---------------------------------- 094
제03회 정답 및 해설 ---------------------------------- 102
제04회 정답 및 해설 ---------------------------------- 110
제05회 정답 및 해설 ---------------------------------- 118

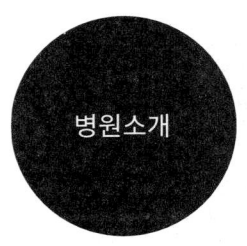

(1) **미션**

> 우리는 생명을 존중하며, 최상의 교육, 연구, 진료로 인간의 건강과 행복에 기여한다.

(2) **비전**

- 최상의 의료로 신뢰받는 병원이 된다.
- 의생명 연구를 주도하는 병원이 된다.
- 창의적인 인재를 양성하는 병원이 된다.

(3) **핵심가치**

> "고객중심, 근거중심의학, 직업전문성, 협력, 존중, 열정"

1 진료	2 교육 및 연구	3 일반행정 및 경영	4 홍보 및 고객만족
⚜ BED Side PC 및 환자진료 정보 공유	⚜ 근거중심의학 활성화	⚜ 책임경영제 도입	⚜ 홍보기능 강화
⚜ 전문질환센터 및 특화 진료육성	⚜ PNUH 노블레스 오블리제	⚜ 인터넷 전화시스템 도입	⚜ 의료봉사 확대
⚜ 바이오산업 네트워크 구축	⚜ 업무의 달인 발굴	⚜ 아미동 시설 재배치	⚜ 민원 제로화 추진
⚜ 의료관광산업의 기반 조성 및 활성화	⚜ 조직의 활성화	⚜ 노사화합 프로젝트 개발	⚜ 고객만족도 향상

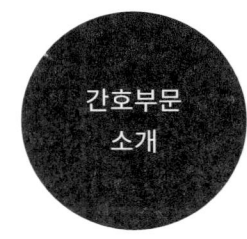

(1) **미션**

> 우리는 생명을 존중하며, 간호실무 발전을 통한 최고 수준의 간호제공으로 고객의 건강과 행복을 추구한다.

(2) **비전**

- 간호학 연구를 주도하는 간호부
- 창의적인 간호사를 육성하는 간호부
- 사랑 담은 간호로 고객에게 신뢰받는 간호부

(3) **핵심가치**

1 고객중심	2 근거중심	3 협력	4 존중	5 열정
고객의 마음을 읽는 간호사의 업무는 객관적으로 평가하더라도 중심에는 항상 고객이 있어야 한다는 심오한 진리는 변함이 없습니다.	근거중심의 간호지식을 바탕으로 거시적인 관점으로 간호의 미래를 바라보는 중추적 역할을 하기 위해 심도 있는 간호를 수행하겠습니다.	협력하는 마음으로 모두 즐겁게 일 한다면 역량은 2배, 희망은 3배, 간호의 발전은 최고로 거듭납니다.	존중하는 마음의 중심에는 고객이 있습니다.	열 마디의 말보다 정성어린 손길로 고객을 돌보겠습니다.

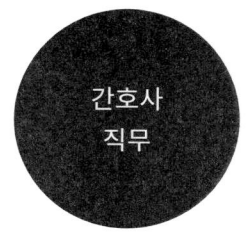

간호사 직무

(1) 세부 직무

① 간호수행 : 환자의 건강 회복 및 증진을 위해 의사의 처방이나 규정된 간호 기술에 따라 전문적인 의료 서비스 및 건강관리와 관련된 제반 업무

② 간호행정관리 : 원활한 간호 업무 수행을 위해 요구되는 행정, 물품, 시설 및 환경 관리와 관련된 제반 업무

(2) 직무요건

① 지식

㉠ 간호수행
- 의사의 처방이나 규정된 간호기술에 따른 치료 지식
- 약품의 종류 및 특성, 의료장비별 특성 및 사용법, 질환별 표준간호지침, 응급상황 대처 관련 지식
- 보건의약관계 법규, 간호 사정 종류 및 방법에 대한 기초 지식
- 수술 및 시술 종류와 방법에 대한 기초 지식
- 성인간호학, 모성간호학, 아동간호학, 정신간호학, 기본간호학, 노인간호학, 의학용어에 대한 기초지식
- 기초 심리학 관련 지식
- 안전사고 발생 시 규정, 환자안전 관리지침에 관한 지식
- 병원 감염관리지침 및 격리 환자 간호 방법과 관련된 지식

㉡ 간호행정관리
- 보건의료관계 법규, 간호관리학에 대한 기초지식
- 환자 간호업무 우선순위, 의학용어 관련 영어, 시설 및 비품관리, 제반 서류 작성·유지 관리에 관한 지식
- 민원처리에 대한 해결방법, 환자관리를 위한 리더십에 관한 지식
- 환자 응대를 위한 의사소통에 관한 지식

② 기술

㉠ 간호수행
- 환자에 대한 간호사정 능력
- 호흡·맥박·혈압·체온·혈당 측정 능력
- 투약능력(주사요법, 항암요법, 수혈요법 등), 질환·수술·검사·진료에 대해 환자와 상담하는 능력
- 투약·검사·질환·수술 등에 대해 환자를 교육하는 능력
- 환자관리 능력(투약·신체검사·검사결과 알려주기 등), 응급상황에 대처하는 능력
- 각종 처치 및 처치 보조기술, 외국인 환자 관리 및 간호 업무수행에 필요한 외국어 능력

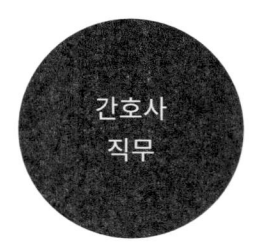

- 환자의무기록 확인 능력
- 우선순위 결정능력, 타인과의 대화, 공감 및 이해능력, 안전사고 발생 시 지식 활용능력
- 감염관리 지침에 따른 간호 업무 수행

ⓒ 간호행정관리
- 간호 및 제반 관리사항에 대한 효율적 관리 및 인계, 표준화된 양식에 따른 문제 상황 기술과 문서작성 및 관리 능력
- 업무보고서 작성능력 및 업무에 대한 효과적인 보고방법, 의료장비 점검 및 관리 능력
- 약품 · 집기 비품 관리 능력
- 간호업무수행 평가능력
- 타 부서와 진료 업무 조율능력
- 민원 및 환자 응대를 위한 의사소통 기술

③ 태도(공통)
- 업무수행 지침 및 규준 준수, 수행하는 업무에 대해 재확인하는 꼼꼼함, 성실하고 꼼꼼한 업무 수행 태도
- 발생되는 오류에 대해 정직함, 환자에 대한 배려와 친절한 태도
- 맡은 업무에 대한 끈기, 협력적인 태도
- 칭찬과 질책을 담담히 받아들이고, 자기 발전의 기회로 삼는 긍정적 태도, 지속적으로 자신을 관리하는 태도(시간, 체력, 감정 등)
- 전문성 향상을 위한 적극적인 학습태도, 환자에 대한 관찰 태도
- 업무처리에 대한 목표의식과 긍정적인 마인드, 환자에 대한 따뜻하고 공감적인 태도
- 업무처리에 대한 정확성과 민첩성

응시지원서(공통) 예시

*는 작성 필수항목 입니다.

* 지원자	이름			
	영문이름		한문이름	
* 지원분야				
* 주소	현주소			
연락처	이메일주소			
	핸드폰번호			
	일반전화번호			
장애여부	비대상 / 대상	장애정도		
보훈여부	비대상 / 대상	보훈번호	관계	보훈비율
직장경력	*고용형태	고용형태를 선택하세요		
	회사명	회사명을 입력하세요		
	*근무기간	(재직중 / 퇴사)	기간 :	
	담당업무	담당업무를 입력하세요		
* 공인외국어시험	시험	시험검색		
자격증	*자격증명	자격증검색		
	*발급기관	발급기관	*등록번호	등록번호
	*취득일	취득일		
학내외 활동	*활동구분	활동구분 선택		
	활동기간	~	직위 또는 역할	
	활동내역	활동 및 업무내역을 상세히 입력하세요.		
외국어활용능력	외국어	활용 가능한 외국어를 선택하세요.		
해외경험	해외경험 목적			
	해외경험 국가선택		출국일 ~ 입국일	
	해외경험 내용기술			
기타서류 첨부	취업지원대상자(보훈대상자)증명서 파일을 첨부하세요.			파일첨부
	장애인증명서 파일을 첨부하세요.			파일첨부

※ 모집직종(직무)에 따라서 해당 응시지원서 및 안내내용이 달라질 수 있습니다.

응 시 지 원 서

자기소개서

[지원 동기] 1. 부산대학교병원에 지원하게 된 동기 및 입사 후 실천하고자 하는 목표를 본인의 역량과 결부시켜 기술하여 주십시오(500자 이내).

[경력 및 경험] 2.지원 분야와 관련하여 다양한 분야에서 쌓은 경력 및 경험 활동에 대하여 아래 기준에 따라 상세히 기술해 주시기 바랍니다.
※ 경력 및 경험 활동에는 채용 분야의 직무와 관련하여 기업이나 조직에서 실제로 업무를 수행한 경력 및 경험, 학교나 직업교육과정 내 조별 과제 활동, 동아리 활동, 재능기부 활동 등 다양한 조직 상황 및 활동 장면에서의 경험이 포함됩니다.

2-1. 입사지원서에 기입한 지원 직무와 관련한 경력 및 경험 활동의 주요 내용과 본인의 역할에 대해서 구체적으로 기술해 주십시오 (500자 이내).

2-2. 위 경력 및 경험 활동이 우리 병원 입사 후 지원 분야의 직무 수행에 어떻게 도움이 될 지 구체적으로 기술해 주십시오(500자 이내).

[직업윤리]
3. 주변 사람을 돌본 경험(예: 봉사활동 등)에 대해 기술해 주십시오(500자 이내).

[대인관계]
4. 위계가 분명한 조직이나 단체에서 상급자(또는 선후배)와 함께 일을 하거나 프로젝트를 진행한 경험이 있습니까? 함께하면서 어려웠던 점과 극복방법, 또는 팀 구성원으로서 원만하게 지낼 수 있는 본인만의 노하우를 기술해주십시오(500자 이내).

응 시 지 원 서

작성요령 및 주의사항

(1) **필수입력사항** : 인적사항, 학교교육사항, 자기소개서 등

① **인적사항** : 출신학교 기숙사 주소, 출신학교 이메일 계정 등은 입력할 수 없음

② **학교교육사항**

구분	내용
교육기관	"대학교"만 입력(대학원 또는 구체적인 교육기관명 입력 불가)
교과목명	지원직무 관련 전공 교과목명(간호학 관련 전공 5과목 필수입력, 이수 구분에 '전공'이 들어가야 함)
이수단위	해당 교과목에 대한 이수학점(1학기 기준 주당 교과시간)
취득학점	해당 교과목의 취득성적 및 기준(소수점 1단위까지 입력하되 P/F는 불인정)
직무관련 주요내용	위 학교교육사항 중 지원직무와 관련이 있는 주요 내용 기재

③ **자기소개서** : 출신지역, 가족관계, 출신학교 등을 직·간접적으로 표현하거나 이를 유추할 수 있는 내용을 기재하는 경우에는 불합격 처리됨

(2) **해당자 한** : 직업교육사항, 자격·면허 및 어학사항, 경험 혹은 경력사항

① **직업교육사항 입력**

구분		내용
교육기관	상급종합병원	제3차 의료급여기관
	상급종합병원 외	의원·보건소 등의 제1차 의료급여기관 및 병원·종합병원 등의 제2차 의료급여기관
	기관	병원 외 공기업, 사기업, 학교 등
	단체	동아리, 산학단 등
	기타	그 외
교과목명		지원직무와 관련한 직업교육 교과목명
교과내용		해당 교과목의 주요 교육내용(개요 등)
이수시간		해당 교과목에 대한 총 이수시간(시간 단위 입력)

※ 1) 특정 학교, 병원, 기관 등에서 수행한 경험 및 경력사항(교육훈련, 실무수습, 인턴십, 산학협력 프로그램 등)의 경우 해당 기관명을 입력할 수 없음

2) 직업교육사항 입력 시 수료증 등 증빙서류를 제출해야 함

② **자격·면허 및 어학사항**

자격증명·어학	자격증명 또는 공인 어학시험명
발급기관	해당 자격·면허 발급기관 또는 공인 어학시험의 주관기관
면허번호	해당 자격·면허 인가번호 또는 공인 어학시험의 등록번호
자격급수·점수	공인 어학성적 취득점수 또는 자격·면허 급수(등급)

※ 1) 자격·면허를 요하는 분야는 해당 내용을 반드시 입력해야 함(단, 지원직무 졸업예정자의 경우 미입력 해도 가능하나 추후 자격·면허를 취득하지 못할 경우 불합격 처리됨)

  2) 자격·면허 및 어학사항 입력 시 자격증·면허증 또는 공인 어학성적표(유효기간 내) 등 증빙서류를 제출해야 함

③ **경험 혹은 경력사항**

구분		내용
경험		병원 실습, 동아리, 동호회, 팀프로젝트, 학술단체, 재능기부, 봉사활동 등(금전적 보수 없음)
경력		고용주와 근로계약을 맺고 금전적 보수를 받은 내용(근무경력, 인턴, 아르바이트 등)
직무관련 주요내용		위 경험 혹은 경력 사항 중 지원직무와 관련 있는 주요내용을 간략히 기재
소속조직선택	상급종합병원	제3차 의료급여기관
	상급종합병원 외	의원·보건소 등의 제1차 의료급여기관 및 병원·종합병원 등의 제2차 의료급여기관
	기관	병원 외 공기업, 사기업, 학교 등
	단체	동아리, 산학단 등
	기타	그 외

※ 1) 특정 학교, 병원, 기관 등에서 수행한 경험 및 경력사항(교육훈련, 실무수습, 인턴십, 산학협력 프로그램 등)의 경우 해당 기관명을 입력할 수 없음(국립대학교병원, 상급종합병원, OO병원 등으로 입력)

  2) 경력사항 입력 시 경력증명서 등 증빙서류를 제출해야 함(경험 제외)

  3) 직무와 무관하거나 사실과 다른 내용을 기재할 경우 평가에 불이익을 받을 수 있음

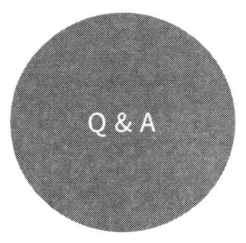

Q 자기소개서에 학교명을 작성해도 되나요?

블라인드 공개채용으로 진행되기 때문에 자기소개서에는 자신의 이름, 성별, 생년월일(연령), 출신학교명(학력), 출신지역, 가족관계, 혼인여부, 신체조건(키, 체중 등), 재산 등을 직접적 또는 간접적으로 표현하거나 유추할 수 있는 내용을 기재하는 경우에는 불합격으로 처리가 될 수 있습니다.

Q 응시원서를 수정하고 싶은데 가능한가요?

접수기간 중에는 본인이 직접 기재한 사항을 수정할 수 있지만 접수기간이 종료된 이후에는 수정이 불가합니다.

Q 응시자격이 있나요?

① 간호사 면허증 소지자 또는 간호사 면허증 취득 예정자
② 영어능력검정시험(TOEIC, TOEIC Speaking, TOEFL-IBT, NEW TEPS) 성적 소지자
③ 공인심폐소생술 자격증 소지자(BLS, ACLS, KALS, PALS, KBLS 중 택1)로 1차 서류검증기간내 유효한 자격증 소지자
④ 야간 및 교대근무 가능자

Q 서류전형은 무엇을 평가하나요?

필수자격요건 및 응시원서를 작성하였는지 여부를 확인합니다. 서류전형 판단 기준은 필수제출서류를 빠짐없이 제출하였는가, 자기소개서 문항 작성기준에 맞추어서 작성되었는지 여부입니다. 자기소개서에 특정단어·문자의 반복적인 작성, 질문과 전혀 상관없는 내용의 작성, 항목별 답변의 미작성 또는 중복 작성한 경우 등은 불합격으로 처리됩니다. 응시요건이 충족되는 서류적격자는 전원 합격처리가 됩니다.

INFORMATION

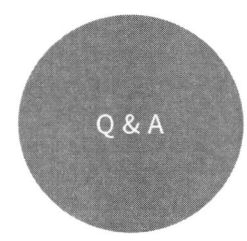

Q 제출서류에는 무엇이 있나요?

1차 서류전형 합격자 발표 이후에는 해당자에 한하여 취업보호대상자 증명서 또는 장애인증명서(또는 장애인 복지카드 사본)을 제출합니다. 3차 면접시험 합격자 발표 이후에는 필수 면허증 및 자격증 사본, 영어능력검정시험 성적표, 최종학력 졸업증명서(또는 졸업예정증명서, 재학증명서)입니다. 최종 합격한 이후에는 채용건강검진 대체 통보서, 공정채용 확인서, 노인학대 관련 범죄경력조회 동의서, 성범죄 경력 조회 및 아동학대, 장애인학대 관련 범죄전력조회 동의서, 비위면직자 등 사전조회 동의서, 주민등록초본, 통장사본을 제출합니다.

Q 필기시험 합격자는 어떻게 정해지나요?

필기시험 합격자 사정은 시험과목 100점을 만점으로 하여 60점 이상 득점한 자 중 고득점자 순에 의해 선발예정인원의 3배수 범위내 합격자를 결정하되, 선발예정인원이 3명 미만인 경우에는 5배수 범위에서 결정합니다. 합격선에 동점자 발생한 경우에는 모두 합격처리를 합니다.

Q 면접시험 합격은 어떻게 산정하나요?

면접시험 취득 총점이 60점 이하일 때는 불합격으로 하며, 면접 취득총점의 계산은 최고점수와 최저점수를 평정한 면접위원의 면접시험 결과를 제외한 나머지 면접위원이 평정한 평균점으로 산정합니다. 면접위원이 3명 이하일 때는 최고점수와 최저점수를 제외하지 아니합니다.

Q 당해 연도 간호사 면허증을 미취득한 합격자는 어떻게 처리되나요?

합격이 취소됩니다.

Q 응시인원이 미달되거나 적임자가 없는 경우에는 어떻게 되나요?

선발예정 인원보다 적게 선발하거나 적임자가 없다면 선발하지 않을 수 있습니다.

※ 자세한 사항은 부산대학교병원 홈페이지에서 참고하길 바랍니다.

면접 기출질문 예상답변

Q 간호란 무엇이라고 생각하는지 말해보시오.

간호의 근본이념은 인간 생명의 존엄성 및 기본권을 존중하고 옹호하는 것이므로 간호는 건강의 회복·유지·증진, 질병 예방을 위해 도움을 주는 활동입니다.

Q 간호사에게 필요한 덕목을 말해보시오.

환자에게 간호를 제공할 때 신뢰가 바탕이 되어야 하므로 정직과 성실이 간호사에게 필요한 덕목이라고 생각합니다.

Q 타부서 직원과 협력하는 방법을 말해보시오.

타부서와 연락할 경우에는 서로를 배려하는 태도가 가장 중요합니다. 오해의 소지를 차단하며 서로를 이해하고 존중하며 친절하게 서로의 의견을 제시합니다.

Q Side rail(침상 난간)을 올리기 싫다고 하는 환자 대처법을 말해보시오.

먼저 side rail을 올리고 싶지 않은 이유를 물어보고 해결할 수 있는 부분이라면 해결 후 올릴 수 있도록 . 이후, 낙상 예방을 위해 side rail에 대한 교육을 진행합니다.

Q 선배 간호사가 병원 지침을 다르게 행동할 경우 대처법을 말해보시오.

선배 간호사에게 병원 지침과 다를 경우에는 잘못 되었음을 알리고 지침에 따라 원칙과 절차를 준수할 수 있도록 도와야 합니다.

면접질문 직접 작성해보기

Q 1분 이내로 자기소개를 해보세요.

Q 본원에 지원한 동기는 무엇인가요?

Q 간호를 전공으로 선택한 이유가 무엇인가요?

면 접 질 문 작 성 지

Q 간호사에게 필요하다고 생각하는 덕목은 무엇이 있나요?

Q 본인의 성격에서 장점과 단점에 대해서 설명해보세요.

Q 스트레스를 해소하는 본인만의 방법이 있나요?

면 접 질 문 작 성 지

Q 갈등을 해결해 본 경험이 있나요? 있다면 사례와 함께 설명해보세요.

Q 환자가 본인 먼저 치료해달라고 강하게 항의할 경우 어떻게 대처할 것인가요?

Q 입사를 한 후에 일이 적성에 맞지 않는다면 어떻게 할 것인가요?

면 접 질 문 작 성 지

Q 실습을 했을 때 기억에 남는 것은 무엇이 있나요?

Q 수혈을 할 때 주의해야 하는 증상이 무엇이 있나요?

Q 저혈당 환자에게 해야 하는 대처 방법은 무엇인가요?

Q 유치도뇨관을 삽입한 환자는 어떻게 간호중재를 해야하나요?

Q 복수검진 시행순서를 말해보세요.

Q 대상포진 환자 간호중재에 대해서 말해보세요.

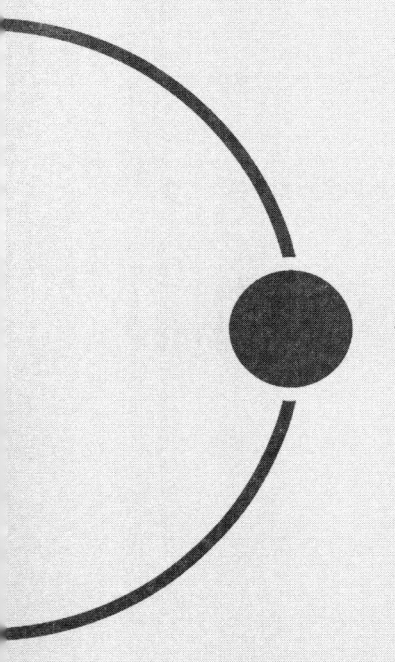

간호학 요약 이론

PART 01

이론

간호학 요약 이론

1. 간호과정 및 기록

1 간호과정의 단계
① 간호사정 : 대상자의 자료를 수집 및 확인, 분석
② 간호진단 : 비판적 사고를 이용하여 대상자의 실재·잠재적 건강문제를 임상적으로 평가
③ 간호계획 : 대상자의 목표설정과 우선순위, 기대되는 결과 및 간호계획을 기록
④ 간호수행 : 간호계획 수행 및 간호계획 검토·수정하고 간호활동을 기록
⑤ 간호평가 : 대상자의 반응 및 목표 진행 상태, 간호의 질과 수준을 측정

2 간호기록
① 목적 : 의사소통, 대상자의 사정 및 간호계획, 감사, 연구·교육, 법적 자료
② 6원칙 : 사실성, 정확성, 완결성, 동시성, 형식성, 보완성
③ 기록의 유형
  ㉠ 정보중심 대상자 기록 : 각기 분야의 양식에 따라 자료를 기록하고 보관
  ㉡ 문제중심 대상자 기록 : 건강문제와 관련된 간호경과기록(SOAP 기록)
  ㉢ 기록 도수기록 : 문제(Problem), 중재(Intervention), 평가(Evaluation)로 구성되어 간호계획을 따로 분리하지 않는 것이 특징
  ㉣ 초점 DAR 기록 : 대상자와 대상자의 관심에 간호의 초점을 두며, 환자 중심의 기록
  ㉤ 사례관리 모델 : 같은 질병을 가진 환자 그룹에게 적용하고 정해진 짧은 기간 내에 질적이고 비용을 적게 드는 관리방법을 강조한 기록 도구

2 활력징후

1 정의: 체온(Temperature), 맥박(Pulse), 호흡(Respiration), 혈압(Blood Pressure)을 총칭

활력징후 정상 범위			
체온(℃)	맥박(회/분)	호흡(회/분)	혈압(mmHg)
36.1 ~ 37.2℃	60 ~ 100회 / 분	12 ~ 20회 / 분	• 수축기 : 90 ~ 140mmHg • 이완기 : 60 ~ 90mmHg

2 체온(Temperature)

① 체온에 영향을 미치는 요인

상승	운동, 스트레스, 호르몬
감소	연령(노인은 기초대사율이 감소로 체온 조절 능력 저하)

② 체온 측정 부위 : 구강, 직장, 액와, 고막, 이마

③ 체온 균형

열 생산	기초대사율, 근력운동 및 전율, 갑상샘 호르몬, 교감신경
열 손실	방사, 전도, 대류, 증발

④ 체온변화 양상

고체온	열피로, 열경련, 열사병
저체온	인위적 저체온, 비의도적 저체온, 동사

⑤ 발열 단계 : 오한기 → 발열기 → 해열기

⑥ 열요법과 냉요법

열요법 처치	더운물 주머니, 전기패드, 온습포
냉요법 처치	얼음 주머니, 미온수 목욕, 냉습포

3 맥박

① 맥박에 영향을 미치는 요인

상승	무리한 운동, 체온 상승, 약물 사용(Epinephrine), 출혈, 스트레스
감소	연령증가, 약물 사용(Digitalis), 운동선수, 부교감신경 자극, 저체온증

② 맥박 측정 부위 : 측두동맥, 경동맥, 상완동맥, 요골동맥, 슬와동맥, 대퇴동맥, 후경골동맥, 족배동맥, 심첨맥박

4 호흡 및 혈압

① 호흡에 영향을 미치는 요인

상승	스트레스, 열, 운동, 흡연, 고지대
감소	진정제 및 마약성 진통제, 뇌손상(뇌간 장애)

② 혈압에 영향을 미치는 요인

상승	교감신경 자극, 급성통증, 운동, 비만, 완경기 여성
감소	이뇨제 및 항고혈압제의 약물 사용

③ 혈압 측정 시 오류가 발생하는 경우

상승	좁은 커프 사용, 커프를 느슨히 감은 경우, 압을 너무 천천히 빼는 경우, 운동이나 활동 직후, 팔이 심장보다 낮은 경우
감소	넓은 커프 사용, 압을 빨리 푸는 경우, 팔이 심장보다 높은 경우

5 활력징후 측정이 필요한 경우

① 입원 시
② 의사의 지시로 정규적 절차인 경우
③ 의료기관이나 건강기관에 방문한 경우
④ 수술 전·후
⑤ 침습적 시술 전·후
⑥ 심혈관계나 호흡기능에 영향을 주는 약물투여 전·후
⑦ 전신적 상태가 갑자기 나빠진 경우
⑧ 대상자가 이상한 증상이나 신체적 고통 호소 시
⑨ **병원감염** : 입원 당시에는 증상 및 잠복기가 없던 감염이 입원한 지 적어도 48시간 이후나 퇴원 후에 발생된 경우

3 감염관리

1 전파 경로
접촉주의, 비말주의, 공기주의, 혈액주의

2 내과적 무균법과 외과적 무균법

구분	내용
내과적 무균법	• 미생물의 수를 한정하거나 줄이는 법 • 물과 비누, 소독제를 사용 • 손이 팔꿈치 아래로 향하게 하여 물이 손가락 쪽으로 흐르도록 함
외과적 무균법	• 모든 미생물을 사멸시키는 법 • 물과 비누, 소독제를 사용 • 손끝을 팔꿈치 보다 높게 하여 물이 팔 쪽으로 흐르도록 함

3 격리(Isolation)와 역격리
① 격리 : 대상자가 전염성 질환을 가졌을 경우
② 역격리 : 질병이나 상처, 면역억제제 사용으로 인해 정상적인 신체 방어력이 다소 떨어지는 경우

4 격리예방지침
① 표준주의 : 병원에 있는 모든 대상자 간호 시 적용하는 격리법
② 공기주의 : 5㎛ 이하의 작은 비말 공기를 매개로 전파되는 병원균 차단
③ 비말주의 : 5㎛ 이상의 전파되는 병원균 차단, 질병이 있거나 의심되는 대상자에게 적용
④ 접촉주의 : 직접 또는 간접접촉에 의해 전파되는 병원균 차단, 질병이 있거나 의심되는 대상자에게 적용

4 관리 활동

1 환경관리 ★
① 안전관리 : 사고로 인한 손실을 미연에 방지하기 위한 계획 수립 및 실행
　㉠ 시력·청각장애가 있는 경우
　㉡ 연령, 질병 또는 약물로 인해 무기력한 상태
　㉢ 졸도, 경련, 심장마비, 뇌출혈 등의 상황을 예측할 경우
　㉣ 정신·감정적 변화로 인하여 판단력이 결핍된 경우
　㉤ 부주의, 무관심, 건망증 등 협조를 거부하는 경우
② 화재방지 : 산소통의 보관위치, 운반 및 사용법의 통제와 점검, 소방훈련, 비상구 확인, 환자 및 보호자 대피계획과 절차를 훈련
③ 감염관리
　㉠ 업무수행 및 물품관리 : 무균법 적용
　㉡ 청소담당인력의 청소방법, 청소도구 등을 관찰·감독
　㉢ 물품의 정리정돈, 위생관리, 매개동물로 인한 감염 가능성 파악

2 물품관리 ★
① 물품관리 부주의로 환자간호에 미치는 영향
　㉠ 물품 수량 부족
　　• 간호 제공 중단 및 물품 공급 시까지 간호 중단
　　• 간호의 질 저하
　　• 간호사 의욕 저하
　㉡ 기구의 고장 : 간호 지연 및 사고발생 위험
② 물품관리지침 마련
　㉠ 물품 점검수칙 : 유용성, 청결성, 안정성, 편리성 등을 고려
　㉡ 물품사용방법에 대한 지침서 게시·지휘·감독
　㉢ 물품목록 비치
　㉣ 물품 인계 및 인수장부 비치
　㉤ 물품관리 문제점 해결과 개선방안모색을 위한 간호단위 내 집담회 운영
③ 물품관리방법 : 적정재고유지, 물품의 표준화, 물품의 재생, 비저장 재고의 처리, 가치분석기법 활용, 물품관리에 대한 직원 교육

3 약품관리

① 약품처방체계

구분	내용
정규처방	의사가 처방을 취소하고 다른 처방을 낼 때까지 유지되거나 처방된 날짜가 만료될 때까지 지속
임시처방	의사의 처방명령 변경 시 혹은 응급 시 발행되는 처방으로 투약은 1일분 이내로 제한
퇴원처방	입원환자가 퇴원할 때 처방되는 것으로 투약일수는 의료보험기준과 외래처방에 준하여 제공
공휴처방	일요일이나 공휴일에 발행되는 처방으로 환자의 상황이나 처방 누락, 신규입원환자 등에 한하여 처방

② 약품관리 방법 ★
  ㉠ 환자 약은 경구약, 주사약을 개인별로 관리
  ㉡ 사용이 중단된 주사약은 즉시 반납
  ㉢ 응급약, 비상약은 반드시 인수인계
  ㉣ 유효일이 지난 약은 즉시 교환
  ㉤ 마약은 반드시 마약대장과 함께 마약장에 보관하며 근무교대 시 마약, 마약장 열쇠 인계 및 개인별 기록

③ 투약관리 지침 ★
  ㉠ 약품준비 및 투약 전 손 세정(무균법)
  ㉡ 약물 투여 시 5right(정확한 양, 정확한 환자, 정확한 용량, 정확한 경로, 정확한 시간) 준수
  ㉢ 의사 처방을 완전하게 이해한 후 투약준비(정확한 약어와 도량형 단위 이해)
  ㉣ 투약을 준비한 간호사가 즉시 투약·확인
  ㉤ 설하, 질내, 직장 내 L-tube 등으로 투약되는 약은 간호사가 직접 투약
  ㉥ 물약이나 침전이 생기는 약은 반드시 흔들어서 투약
  ㉦ 정신과 환자 및 환자가 알면 안되는 경우를 제외하고는 약의 작용, 투여방법, 기대 효과를 환자에게 설명
  ㉧ 항생제 주사 시 시작 전 Skin test를 시행하고 이상반응 시 즉시 담당의사와 수간호사에게 보고하고 환자 기록지에 기록
  ㉨ 투약시간과 간격 준수
  ㉩ 주사 부위나 주사 방법을 준수하며 마비가 있는 부위는 주사 제외
  ㉪ 서있는 상태에서 채혈이나 정맥주사 금지(혈관수축으로 인한 현기증 유발)
  ㉫ 정맥주사 부위와 정맥주사 Line은 72시간마다 교환
  ㉬ 정맥류, 하지부종, 순환상태가 좋지 않은 환자는 하지에 정맥주사 금지
  ㉭ 투약 실수 시 즉시 담당의사와 수간호사에게 보고

4 환자관리 ★

① 입원환자

  ㉠ 입원실을 깨끗하게 청소하고 침대, 침구, 환의, 필요한 준비물품 등과 병실의 기구류와 블라인드, 커튼 등을 점검하여 환자가 병실에 도착하기 전 병실 준비
  ㉡ 담당 간호사가 입원 생활안내서와 함께 설명하며 병동의 구조, 식사시간, 회진·면회시간 등 일괄 안내
  ㉢ 환자의 입원이 담당의사에게 알려졌는지 확인

② 퇴원환자

  ㉠ 가정에서 치료가 지속되도록 환자·보호자의 퇴원교육 시행
  ㉡ 퇴원 후 계속 약을 복용할 시, 약의 목적과 효과 및 정확한 용량, 복용기간, 복용방법, 보관방법, 장기 복용 시 나타날 수 있는 부작용 등을 설명
  ㉢ 산모나 신생아의 경우 회음부의 청결과 유방관리, 젖 먹이는 법, 목욕시키는 법 등 교육
  ㉣ 퇴원 후 지속적인 치료가 필요할 경우 외래진료소 방문절차와 날짜, 보건·의료기관 안내
  ㉤ 퇴원 후 환자의 차트를 기록실에 보내기 전 빠짐없이 기록이 되었는지 확인

5 상처간호

1 상처 드레싱

구분	내용
드레싱의 종류	• 거즈(Gauze) • 투명필름드레싱(Transparent film) • 하이드로콜로이드(Hydrocolloids) • 하이드로젤(Hydro-gels) • 폴리우레탄 폼(Polyurethane foams)

2 욕창(Pressure Sore) ★

① 호발부위 : 천골, 대전자, 척추극상돌기, 무릎, 전면경골능, 후두골, 복사뼈, 발뒤꿈치 등
② 욕창의 위험 요소 : 외부압력, 마찰과 응전력, 부동, 부적절한 영양, 피부 습기 및 온도
③ 욕창의 단계

구분	내용
1단계	발적은 있으나 피부손상 없음
2단계	표피와 진피를 포함한 부분적인 피부손상
3단계	심부 피부조직 손실, 건막에 가까운 깊은 진피손상과 조직 괴사
4단계	조직괴사, 근육, 뼈, 지지조직, 심부 피부조직의 광범위한 손상

④ 욕창 간호
   ㉠ 2시간마다 들어 올려서 체위변경
   ㉡ 뼈 돌출 부위의 체중을 경감하기 위해 베개 사용
   ㉢ 뼈 돌출 부위의 마사지는 금함
   ㉣ 실금 및 상처의 습기로부터 피부를 보호
   ㉤ 에어매트리스를 적용하여 신체 부위 압박을 완화
   ㉥ 고단백·고비타민 영양 공급

6 투약 ★

1 투약의 기본 원칙(5Right)

정확한 대상자명(Right Client), 정확한 약명(Right Drug), 정확한 용량(Right Dose), 정확한 경로(Right Route), 정확한 시간(Right Time)

2 투여 빈도

stat(즉시), bid(하루 두 번), tid(하루 세 번), qid(하루 네 번), q.o.d(하루 건너), qd(매일), q.h(매시간마다), q4h(4시간마다), hs(취침전), ac(식전), pc(식후), prn(필요시)

3 경구 투약

구분	내용
장점	• 가장 단순하고 경제적 • 부작용이 가장 적음
단점	• 치아 및 점막에 자극 가능성 • 오심 또는 구토, 흡인 위험성이 높으며 금식 환자에게는 불가

4 비경구 투여

① 약물의 흡수 속도 : 정맥 < 근육 < 피하 < 경구

② 피하주사

구분	내용
장점	• 혈액순환이 원활할 경우 약물 흡수가 용이 • 신체 여러 부위에 주사할 수 있고 무의식, 연하곤란 환자 등에 구애 받지 않음
단점	• 주사침으로 인한 피부손상·감염 가능성 • 근육주사보다 느린 흡수
약물	인슐린, 헤파린

③ 주사부위 : 상완 외측 후면, 하복부, 대퇴 전면, 등의 상부, 배둔근 윗부분

④ 근육주사

구분	종류
장점	• 경구투여로 줄 수 없는 경우 투약 가능 • 경구 및 피하보다 약물의 흡수속도가 빠름
단점	• 신경 및 혈관 손상 위험 • 경구 투약보다는 부작용이 빠르며, 공기 색전, 감염, 조직손상 위험성
금기	• 신경 및 골조직의 손상부위, 화농, 괴사부위 • 약물이 조직괴사를 일으킬 수 있는 경우 • 동통을 느끼거나 경결 부위가 있는 경우 • 근위축 대상자

⑤ 피내주사 : 알레르기 반응 검사, 투베르쿨린 반응 검사 등에 이용

구분	내용
장점	약물에 대한 반응을 눈으로 관찰 가능
단점	흡수가 가장 느림
주사부위	전박의 내측면, 흉곽 상부, 견갑골 아래

⑥ 정맥주사

구분	내용
장점	• 혈관 속으로 약물이 직접 투여되어 신속한 효과 • 지속적 약물 주입 가능 • 신체에 수분과 전해질 및 영양 제공 가능
단점	감염 및 부작용 가능성
합병증	혈종, 정맥염, 침윤

⑦ 주입속도 계산

구분	내용
시간당 주입량	$\dfrac{총 주입량}{총 주입시간(분)}$
분당 방울수	$\dfrac{전체 주입량 \times 방울수}{총 주입시간(분)}$
1방울 점적 시 걸리는 시간	$\dfrac{24시간 \times 60분 \times 60초}{1일 수액주입량(ml) \times ml당 방울수}$

5 수혈

① 혈액 종류

구분		내용
전혈(Whole blood)		급성 출혈, 대량의 출혈 시 혈액 보충 및 산소운반 제공
적혈구	적혈구 농축액 (Pack RBC)	• 급성 혈액 손실(사고 및 수술, 위장출혈) • 만성 혈액 손실(빈혈, 적혈구 기능 저하)
혈장	신선동결혈장(FFP)	혈액 응고인자 보충
혈소판	혈소판 농축액(PC)	혈소판 감소증, 혈소판 기능 장애시 출혈예방

② 간호

구분	내용
수혈 전 간호	• 수혈 전 환자의 ABO, Rh type 검사 시행 • 수혈을 위한 정맥 Route 확보 : 18G ~ 20G • 과거 수혈 받은 경험 및 수혈부작용 유무, 환자가 알고 있는 혈액형 확인 • 활력징후를 측정하여 발열 유무 확인 • 혈액은행에서 혈액을 수령한 후 의료인 2명 이상이 수령한 혈액 확인
수혈 중 간호	• 수혈 여과장치가 있는 수혈세트 사용 • 수혈 중인 정맥로에 다른 수액제제를 같이 주입하지 않음 • 수혈 시작 후 첫 15분 이내에 대부분의 부작용 발생. • 부작용 발생 시 즉시 수혈을 중단하고 의사에게 보고 • 수혈기록지에 수혈 시작 시간, 종료시간, 부작용 발현 유무, 이상반응 등을 기록

③ **부작용** : 용혈반응, 발열, 알레르기 반응, 순환기계 부담

7 영양

1 경장영양

구분		내용
단기간 영양액 주입	비위관	• 비강을 통해 위까지 튜브 삽입 • 위 내용물을 흡인하거나 위세척, 가스 제거 위해서도 사용 • 폐흡인 위험성 높음
	비장관	• 비강을 통해 소장 윗부분까지 튜브 삽입 • 위내 병변이 있거나 위를 비우는 시간이 지연이 있는 환자에게 사용 가능 • 비위관보다 폐흡인 위험성 적음 • Dumping Syndrome이 나타날 수 있음 ※ 덤핑증후군(Dumping Syncrome) : 음식물이 빠르게 소장으로 내려가며 생기는 증상이다. 고탄수화물 식이가 너무 빨리 장내 속으로 들어오면 인슐린이 과도하게 증가하며 저혈당이 발생한다. 오심, 구토, 현기증, 발한, 빈맥, 가스팽창, 설사, 복부경련 등의 증상이 나타난다.

2 총비경구영양(TPN : Total Parenteral Nutrition)

구분	내용
장점	포도당, 단백가수분해, 미네랄, 비타민으로 구성된 고장성 영양액을 말초 또는 중심정맥을 통한 효과적인 공급
단점	감염, 고혈당, 수분과다, 공기색전 주의

8 산소화 요구

1 흡인간호

	구강 및 비강흡인(Oral and Nasopharyngeal Suction)
목적	• 환자 스스로 분비물을 제거할 수 없을 때 분비물 흡인하여 기도유지 및 환기 • 호흡기 감염 예방 및 검사물 채취
주의 사항	• 감염예방을 위한 무균법 준수 • 흡인 전·후로 과산소화 되어야 저산소증 예방 • 흡인 시 과도한 빈맥, 청색증, 서맥, 혈액 섞인 분비물이 관찰될 경우 즉시 흡인을 중단 후 산소 공급 및 의사에게 보고

2 ABGA

검사	정상 범위	비정상 및 의미			
pH	7.35 ~ 7.45	pH < 7.35	산증	pH > 7.45	알칼리증
PaO_2	80 ~ 100mmHg	PaO_2 < 80	저산소증	PaO_2 > 100	과산소증
$PaCO_2$	35 ~ 45mmHg	$PaCO_2$ < 35mmHg	호흡성 알칼리증	$PaCO_2$ > 45mmHg	호흡성 산증
HCO_3^-	22 ~ 26mEq	HCO_3^- < 22mEq	대사성 산증	HCO_3^- > 26mEq	대사성 알칼리증

3 심폐소생술(CardioPulmonary Resuscitation)

① 순서

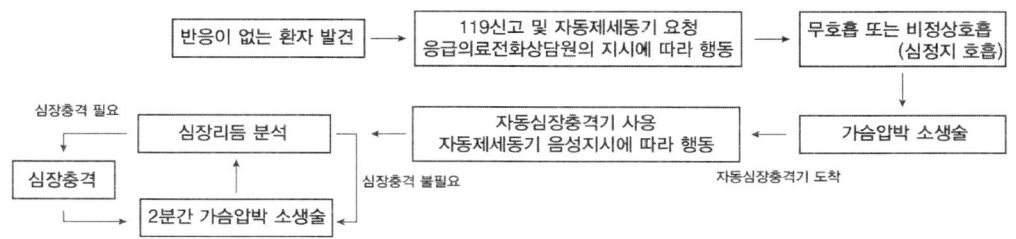

② 가슴압박

구분	내용
위치	가슴뼈(Sternum) 아래쪽 1/2
깊이	약 5cm(최대 6cm 미만)
속도	100 ~ 120회/분

③ 전문기도기 삽입 후

ⓐ 6초당 1회 인공호흡

ⓑ 소아는 가슴 두께의 최소 1/3, 깊이는 4 ~ 5cm 가슴 압박 시행

ⓒ 가슴압박대 인공호흡 비율 : 30 대 2 (1인 구조자), 15 대 2 (2인 구조자)

9 배뇨·배변

1 배뇨

① 비정상 배뇨
- ㉠ 소변량 : 무뇨, 핍뇨, 다뇨
- ㉡ 소변양상 : 혈균뇨, 세균뇨, 당뇨, 단백뇨
- ㉢ 배뇨 장애 : 배뇨곤란, 빈뇨, 긴빈뇨, 야뇨, 배뇨지연, 요실금, 유뇨증

② 도뇨관 삽입 목적

구분	내용
단순도뇨 (Simple Catheterization)	• 1회 도뇨관 삽입으로 방광 내 소변제거 • 배뇨 후 잔뇨량 측정 • 무균적인 소변 검사물 채취
유치도뇨 (Foley Catheterization)	• 환자 스스로 배뇨할 수 있을 때까지 장기간 유치 • 요도 폐쇄 방지 • 중환자의 소변량 측정 • 계속적 또는 지속적인 방광 세척

2 배변

① 청결(배출)관장(Cleansing Enema)

구분	내용
고장액(Hypertonic)	120 ~ 250ml
저장액(Hypotonic)	수돗물 500ml ~ 1L
등장액(Isotonic)	생리식염수 500ml ~ 1L
비눗물 용액(Soap Solution)	5000ml ~ 1L(물1L당 3 ~ 5g 비누)

② **정체관장(Retention Enema)** : 직장과 S자 결장에 오일이나 약물을 주입하고 장에서 장시간 보유시키게 하여 대변배출 촉진

구분	내용
투약 관장(Medicated)	Kayexalate(고칼륨혈증 시), Neomycin(장수술 전후 세균감소)
오일정체 관장(Oil - Retention)	글리세린, 광물성기름
영양 관장(Nutritive)	포도당
수렴 관장	생리식염수

③ **구풍관장(Carminative Enema)** : 장내 가스가 배출되는 것을 촉진, 복부팽만 제거

10 안전 · 안위

1 안전

구분	항목	내용
★ 낙상	위험요인	65세 이상, 보행 장애 및 균형감각 장애, 진정제 및 수면제 복용
	예방	• 침대 Side Rail 올리기 • 미끄럼 방지 슬리퍼 착용 및 바닥 물기 제거 • 적절한 조명을 설치하여 바닥을 밝힘, 야간등 사용 • 잠자기 전 화장실 다녀오도록 격려
억제대	기능	환자의 신체 움직임을 제한하여 환자 자신이나 타인의 손상을 예방하기 위해 적용
	주의사항	• 환자의 움직임은 가능한 범위 내에서 최대로 허용 • 맥박 측정 및 피부색, 억제된 부위 감각 확인하여 혈액 공급 및 순환상태 확인 • 손가락 한 개 들어갈 정도의 여유 • 2시간마다 30분씩 억제대를 풀어서 순환 유지 • 관절 부위는 고정하지 않도록 하고 피부 손상 예방 위해 뼈 돌출 부위에는 적용하지 않음

2 안위

통증사정도구	
NRS 측정	Numeric Rating Scale
VAS 측정	Visual Analogue Scale
FPRS 측정	Faces Pain Rating Scale
FLACC 측정	Face Leg Activity Cry Consolability Scale

11 수술 주기 간호

1 수술 전 간호 ★

① 수술 후 부동자세, 진정제 투여, 마취 등으로 인해 폐환기 감소로 무기폐(Atelectasis) 발생 및 기도 분비물 축적으로 기관지염 및 폐렴 발생 가능성 설명
② 심호흡은 호흡수를 줄여주고 최대 흡기량을 일정하게 유지시키며 폐용적 증가
③ 무기폐 예방 : Mouthpiece에 입술을 붙이고 숨을 크게 들이마시고 3 ~ 5초 참게 함
④ 기침과 지지
  ㉠ 환부를 지지해 기침과 심호흡을 시행
  ㉡ 눈이나 탈장 수술 시 기침으로 인한 압력으로 수술부위 손상을 가져오므로 금기
⑤ 하지운동
  ㉠ 수술 후 부동은 혈류를 느리게 하며 혈전생성 위험성을 증가시킴
  ㉡ 하지 근육을 긴장 및 이완시킬 수 있도록 등척성 운동 격려
  ㉢ 하지 정맥귀환량을 증진시키기 위해 수술 전 항혈전 스타킹 착용
⑥ 조기이상과 관절가동범위 운동 시행

2 수술 중 간호중재

구분		내용
감염예방		• 수술실 간호사는 무균술 숙지 및 무균상태 유지 • 정확한 무균술로 물건 옮기기, 멸균상태 확인 및 정확하게 표시 • 수술복 착용, 스크럽, 가운 착용 등
수술부위 오류 방지	표시	지워지지 않는 펜으로 수술부위 표시
	타임아웃 (Time Out) 시행	수술 전 의료진이 서로 상호작용하여 확인 • 정확한 대상자 • 정확한 수술 • 정확한 부위 • 정확한 체위 • 약물
간호기록		수술기록지에 수술 정보를 기록
이물질 잔류 방지		수술 계수(거즈, 바늘, 수술기구 등)이 체내에 남지 않도록 확인
실혈량 측정		• 대상자의 실혈량을 추정치로 계산 • 수술 중 흡입기, 상처배액, 흉관, 세척액 등 계산
라텍스 알레르기 확인		수술 전 라텍스 민감성 확인

3 수술 후 간호중재 ★

① 심호흡, 사지 움직임을 격려하여 마취제 배출 증진
② 마취에서 깨어나면 혼돈이 나타날 수 있으므로 침상난간을 올리며 관찰
③ 척수마취 환자는 뇌척수액 유출로 두통이 발생할 수 있으므로 두통 시 수분섭취 증가, 머리를 편평하게 눕힘
④ 수술 직후 인두반사 회복 시까지 머리를 비스듬히 옆으로 한 자세나 측위를 취함
⑤ 효율적 기침, 분비물 제거, 산소요법, 호흡운동 격려
⑥ 매 15분마다 활력징후를 평가하여 순환기능 장애 확인
⑦ 수술 후 부정맥, 고혈압, 저혈압이 생기는지 관찰
⑧ 수술부위 배액량과 출혈이 증가되지 않는지 사정
⑨ 수술 직후 2시간 내에 오심, 구토 발생하기 쉬우므로 필요시 시원한 수건과 얼음 제공

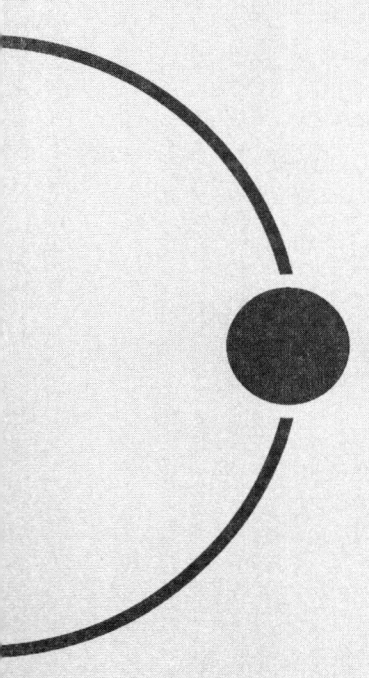

제01회 부산대학교병원 기출복원모의고사
제02회 양산부산대학교병원 기출복원모의고사
제03회 실력평가 모의고사
제04회 실력평가 모의고사
제05회 실력평가 모의고사

PART 02

실력평가 모의고사

제 01 회 부산대학교병원 기출복원모의고사

1 간이정신상태검사(MMSE-K)에서 해당하는 항목이 아닌 것은?

① 지남력 ② 기억회상
③ 병식 ④ 언어기능
⑤ 이해 및 판단

2 역행성 췌담관조영술(ERCP)에서 확인해 볼 수 있는 기관이 아닌 것은?

① 췌관
② 십이지장
③ 총담관
④ 간문맥
⑤ 담관

3 다음 ABGA 결과로 예측할 수 있는 환자의 상태는?

— 보기 —
- pH 7.55
- PaCO$_2$ 40mmHg
- PaO$_2$ 95mmHg
- HCO$_3^-$ 28mmol/L

① 호흡성 산증
② 대사성 산증
③ 호흡성 알카리증
④ 대사성 알카리증
⑤ 정상

제한시간 40분

풀이시작 - 종료시간 : [   ] - [   ]
총 풀이 소요 시간 : [   ]분 [   ]초

4 임종 직전에 관찰할 수 있는 호흡으로 알맞은 것은?

① 체인스톡호흡
② 빈호흡
③ 무호흡
④ 기좌호흡
⑤ 쿠스마울호흡

5 정적인 힘을 증가시켜 근육의 위축을 방지해주며 근육의 수축과 이완을 통해 조직 내 순환을 촉진시켜 부종 완화에 효과적인 운동법으로 알맞은 것은?

① 등장성운동
② 등속성운동
③ 유산소운동
④ 무산소운동
⑤ 등척성운동

6 간호조직의 기본 원리로 올바르지 않은 것은?

① 계층제의 원리
② 기능적 원리
③ 통솔 범위의 원리
④ 분업 - 전문화의 원리
⑤ 조정의 원리

7 환자가 입원해서 퇴원할 때까지 발생한 의료비에 대하여 병명마다 정해진 금액을 지불하는 방식으로 알맞은 것은?

① 포괄수가제
② 행위별수가제
③ 간호관리료 차등제
④ 상대가치수가제
⑤ 방문수가제

8 욕창의 단계 중 모든 층의 피부와 조직 손실이 일어나 궤양의 근막, 근육 및 힘줄, 인대 또는 뼈가 노출되는 정도의 상처는 어느 단계에 해당하는가?

① 0단계
② 1단계
③ 2단계
④ 3단계
⑤ 4단계

9 악성 신생물에 대한 설명으로 올바르지 않은 것은?

① 성장 속도가 빠르다.
② 전이가 있다.
③ 경계가 불확실하다.
④ 종양의 경계가 비대칭이다.
⑤ 좌우 대칭이다.

10 5Rright 중 개방형 질문을 활용하여 이행해야 하는 것으로 올바른 것은?

① 정확한 약
② 정확한 대상자
③ 정확한 용량
④ 정확한 경로
⑤ 경확한 시간

11 MRSA 환자의 간호로 올바르지 않은 것은?

① 침습적인 시술을 할 때에는 무균술을 지킨다.
② 항생제를 신중히 사용한다.
③ 손 씻기를 철저히 한다.
④ 1인실 음압 격리병실을 사용한다.
⑤ 의료기구의 멸균과 소독을 철저히 시행한다.

12 일반적으로 낮은 산소 요구량일 경우와 장기간 산소 치료를 시행해야 할 때 사용되는 산소 공급 방법은?

① 단순 안면마스크
② 부분 재호흡마스크
③ 비강캐뉼라
④ 비재호흡마스크
⑤ 벤츄리마스크

13 당뇨 환자의 검사상 이상소견으로 간호중재가 필요한 상태로 올바른 것은?

① 공복혈당 99mg/dl

② 당화 혈색소 9%

③ 경구 당부하 검사상 2시간째 포도당 농도 140mg/dl

④ 혈장 포도당 농도 120mg/dl

⑤ 식후 혈당 115mg/dl

14 Intradermal Injection 시 주사기 각도로 올바른 것은?

① 45°

② 90°

③ 25°

④ 30°

⑤ 15°

15 마약성 진통제의 한 종류로 투여 후 호흡수를 유심히 관찰해야 하는 종류로 올바른 것은?

① morphine

② demerol

③ fentanyl

④ oxycodone

⑤ hydrocodone

16 국가 암 검진 내용으로 올바른 것은?

① 만 35세 이상 남녀 위암
② 만 45세 이상 남녀 간암
③ 만 45세 이상 여성 유방암
④ 만 20세 이상 여성 자궁경부암
⑤ 만 50세 이상 남녀 폐암

17 전제형 리더십의 특징으로 올바른 것은?

① 책임은 리더가 진다.
② 일을 성취하게 한다.
③ 권위주의적이며, 리더 중심적이다.
④ 부하 직원의 성장을 권장한다.
⑤ 우리중심의 공동의식을 갖게 한다.

18 Heparin 투여 시 주의사항으로 올바른 것은?

① 소량의 출혈은 스스로 지혈하도록 교육한다.
② 활기찬 운동이나 활동을 격려한다.
③ 출혈 발생 가능한 시술과 무관하다.
④ 장기적으로 경구 투여토록 한다.
⑤ aPTT 검사를 통해 응고장애 여부를 모니터링을 한다.

19 근육이 잘 발달되어 있고 큰 혈관이나 신경이 없어 영아의 적절한 근육주사 부위로 알맞은 것은?

① 둔부의 복면
② 외측광근
③ 대퇴직근
④ 둔부배면
⑤ 삼각근

20 낙상의 위험 요인 사정 중 올바르지 않은 것은?

① 입원 시 낙상 위험 요인을 확인한다.
② 입원 이후 환자 상태 및 기능적 변화와 관련된 위험 요인을 재사정한다.
③ 환자의 운동 기능 정도를 사정한다.
④ 낙상을 초래할 수 있는 약물을 복용 시 주의 깊게 관찰한다.
⑤ 낙상 발생 시에만 환자 가족에게 알리도록 한다.

21 욕창 평가 도구(Branden Scale)의 항목으로 올바르지 않은 것은?

① 감각인지
② 활동
③ 습기
④ 연령
⑤ 영양상태

22 간호관리체계 중 변환 요소에 해당되는 것으로 알맞은 것은?

① 간호인력　　　　　　② 간호 예산
③ 기획 및 지휘　　　　④ 인준조사보고서
⑤ 노사 협약

23 간호관리의 단계 중 조직의 목표를 설정하고 구체적인 행동 방안을 선택하는 과정으로 올바른 것은?

① 기획 단계　　　　　　② 조직 단계
③ 인사 단계　　　　　　④ 지휘 단계
⑤ 통제 단계

24 간호관리의 직무수행평가상 오류와 관련하여 비호의적인 인상이 다른 분야 평가 시에도 반영되어 평가자의 실제 능력보다 낮게 평가되는 것으로 옳은 것은?

① 후광 효과
② 중심화경향
③ 관대화경향
④ 혼 효과
⑤ 연공 오류

25 흉강천자 시 간호로 올바른 것은?

① 천자가 끝난 후 검사 절차에 대해 보호자와 환자에게 구두로 설명한다.
② 천자 부위를 압박드레싱 한다.
③ 한 번에 1,200cc 이상 뽑아야 한다.
④ 앙와위를 취한다.
⑤ 감염이 있을 수 있으므로 일주일 동안 거즈를 제거하지 않는다.

제 02 회 양산부산대학교병원 기출복원모의고사

1 심폐소생술에서 소아와 성인의 경우 맥박을 촉진하는 부위로 올바른 것은?

① 심첨부
② 요골 동맥
③ 슬와부
④ 상완 동맥
⑤ 경동맥

2 AST(After skin test) 시 직경이 9mm로 확인되었을 때 간호중재로 올바른 것은?

① 음성이므로 해당 약물을 투여한다.
② 양성이므로 다른 약물 AST를 추가로 시행한다.
③ 반대쪽 팔에 대조군검사를 한다.
④ 위양성이므로 재검사한다.
⑤ 48시간 뒤에 재판독한다.

3 환자의 ANC(Absolute neutrophil count)가 450mm² 감소 시 간호로 적절한 것은?

① 즉시 1인실 격리한다.
② 침습적인 간호중재는 제한한다.
③ 채소와 과일을 껍질 째 섭취하도록 권장한다.
④ 출혈 소견을 주의 깊게 관찰한다.
⑤ NPO를 한다.

제한시간 40분

4 급성 협심증 발작으로 NTG 투약 시 간호중재로 올바른 것은?

① 1회 적정 용량은 1mg이다.
② 증상이 지속되면 투약을 즉시 멈춘다.
③ 설하에 투여한다.
④ 최대 5회까지 투여할 수 있다.
⑤ 많은 물과 복용하도록 교육한다.

5 매슬로우의 욕구이론에서 가장 높은 수준의 욕구로 자신의 모든 잠재력과 능력을 인식하고 충족하는 단계는?

① 생리적 욕구
② 안전의 욕구
③ 소속과 사랑의 욕구
④ 자기존중의 욕구
⑤ 자아실현의 욕구

6 나이팅게일의 간호이념으로 올바르지 않은 것은?

① 환경은 모든 측면에 영향을 미친다.
② 인간은 질환에 대한 회복 능력을 가지고 있지 않다.
③ 개인의 최대한 역량을 발휘하여 안녕을 유지하는 것이 건강이다.
④ 간호사는 치유과정을 통해 개인을 돕는다.
⑤ 간호란 신선한 공기, 보온, 청결, 안정, 적절한 식이, 채광을 제공하는 데 목적이 있다.

7 간호 관리에서 기획의 원칙 중 경제성의 원칙과 관련 있는 설명으로 옳은 것은?

① 간결하고 명료하게 표현해야 한다.
② 최소 비용으로 최대효과를 위해 자원을 활용하는 것이다.
③ 인적, 물적, 설비, 예산으로 차질이 생기지 않도록 사전에 충분히 준비해야 한다.
④ 정당한 이유에 근거를 두고 꼭 필요한 것이어야 한다.
⑤ 정확하고 구체적인 목적을 제시해야 한다.

8 평가표에서 근접하게 배치된 평가 요소들의 평가 결과나 평가 시점이 비슷한 평가 요소들의 평가 결과가 유사하게 나타나는 경향을 나타내는 것은?

① 후광 효과
② 혼 효과
③ 시간적 오류
④ 근접 오류
⑤ 대비 오류

9 TPN(완전정맥영양법) 환자의 합병증으로 올바르지 않은 것은?

① 패혈증
② 공기색전
③ 고혈당증
④ 반동성 저혈당
⑤ 수분 부족

10 폐엽절제술 환자의 호흡곤란을 완화시키는 자세로 횡격막의 이완과 수축을 용이하게 하고 폐를 최대한 확장하게 하는 자세로 올바른 것은?

① 복와위
② 파울러씨 체위
③ 앙와위
④ 슬흉위
⑤ 트렌델렌버그 체위

11 퇴행성 관절염 환자의 신체사정 결과로 옳지 않은 것은?

① 운동범위 제한
② 30분 이내 관절 강직
③ 관절의 대칭적 통증 발생
④ 부종과 통증
⑤ 관절 사용 시 통증 악화

12 위 – 식도역류질환(GERD)의 간호로 올바르지 않은 것은?

① 식사 시 적당한 수분을 섭취하도록 한다.
② 수면 시 머리를 상승시키도록 한다.
③ 빨대를 사용하여 섭취하도록 권유한다.
④ 취침 3시간 이전에는 섭취를 제한하도록 한다.
⑤ 초콜릿이나 술, 커피 등의 섭취를 제한한다.

13 간 생검 시 간호로 올바른 것은?

① 호기 시 숨을 참은 상태에서 시행한다.
② 검사 전 24시간 금식한다.
③ 수술 후 12시간동안 부동 상태를 유지한다.
④ 검사 전 Hb 수치를 검사한다.
⑤ 고단백 식이를 권장한다.

14 목표관리(MBO)에서 효과적인 목표의 조건으로 올바르지 않은 것은?

① 직원의 목표의 조직의 목표와 연계되어야 한다.
② 정기적으로 평가되고 필요시 조정 가능해야 한다.
③ 우선순위와 결과를 달성하기 위한 구체적인 행동 계획이 포함되어야 한다.
④ 측정 가능하고 계량화가 가능해야 한다.
⑤ 결과보다는 행위중심적인 서술을 해야 한다.

15 결핵약에 대한 부작용을 누락하여 환자가 청력 장애가 발생한 경우 간호사가 위반한 법적 의무로 올바른 것은?

① 설명 및 동의 의무
② 주의의무
③ 확인의무
④ 비밀유지의무
⑤ 과오

16 심폐소생술 간호로 올바르지 않은 것은?

① 대상자의 어깨를 두드려 의식을 확인한다.
② 대상자의 경동맥을 10초간 촉지한다.
③ 인공호흡은 흉부압박 후 2회 시행한다.
④ 흉부압박은 60 ~ 80회/분 시행한다.
⑤ 5cm 깊이로 흉부압박 한다.

17 병원 내 감염을 예방하기 위하여 모든 의료인과 환자에게 필요한 지침으로 올바른 것은?

① 표준주의
② 혈액주의
③ 접촉주의
④ 공기주의
⑤ 비말주의

18 제한된 의료 상황에서 누구를 먼저 치료하느냐는 문제와 관련된 윤리 원칙으로 옳은 것은?

① 자율성 존중의 원칙
② 악행금지의 원칙
③ 무해성의 원칙
④ 정의의 원칙
⑤ 선행의 원칙

19 간호관리의 효율성을 재고하기 위하여 인적자원 계획 및 확보, 활용, 유지, 보전, 개발하는 단계에 해당되는 것은?

① 기획
② 조직
③ 인사
④ 지휘
⑤ 통제

20 위공장문합술(BillrthⅡ)후 환자가 식후 30분경부터 땀을 흘리며 복통 및 구토, 심계항진의 증상을 호소할 때 간호중재로 적절한 것은?

① 식사 시 밥을 국물에 말아먹도록 한다.
② 식사 직후 수분 섭취를 격려한다.
③ 하루 3번 규칙적인 식사를 하도록 한다.
④ 자기 전 음식 섭취를 권장한다.
⑤ 식사 시 소량씩 자주 10번 이상 꼭꼭 씹어 먹는다.

21 투약과 관련된 약어 중 올바른 것은?

① PO : 설하
② PRN : 필요시
③ SC : 피내
④ SL : 피하
⑤ QD : 격일로

22 백내장 수술 후 간호로 올바른 것은?

① 수술한 부위 쪽으로 눕는다.
② 폐활량계 운동을 권장한다.
③ 안압을 상승시키는 활동을 피한다.
④ 심호흡을 격려한다.
⑤ 발살바 수기를 권장한다.

23 급성 골수성 백혈병 환자에게 제일 우선적으로 해야 하는 간호중재로 올바른 것은?

① 다인실의 경우 침상 간격을 1m 이상으로 유지한다.
② 출혈 증상을 주의 깊게 관찰한다.
③ 유동식 섭취를 권장한다.
④ 1인실에 격리한다.
⑤ 가족 방문객을 허용한다.

24 치매 환자에게 나타나는 증상으로 올바른 것은?

① 일상생활에 지장이 없다.
② 오래된 기억상실이 먼저 나타난다.
③ 과거 능숙하게 했던 행동은 잘 수행한다.
④ 단기 기억상실이 먼저 나타난다.
⑤ 본래 지니고 있던 성격이 지속된다.

25 비강캐뉼라로 1L/min의 산소를 주입할 때 FiO_2로 올바른 것은?

① 20%
② 24%
③ 28%
④ 32%
⑤ 36%

제 03 회 실력평가 모의고사

1 크론병(Crohn's disease)에 대한 설명으로 옳은 것은?

① 결장 전체와 대장의 점막과 점막하에서만 발생하는 질환이다.
② 주증상은 하루 10 ~ 20회 이상의 출혈을 동반한 설사이다.
③ 반고형 대변으로 대변에서 악취가 심하거나 지방이 많다.
④ 좌하복부의 압통, 경련 등의 증상이 있다.
⑤ 특징적인 병변은 음와 농양인 염증성 침윤이다.

2 쇼크의 발생 기전으로 옳지 않은 것은?

① 심장이 원인이 되는 쇼크는 심박출량이 증가하여 발생한다.
② 저혈액량 쇼크는 심박출량이 감소하여 발생한다.
③ 패혈성 쇼크는 국소적 감염에 의해 세균이 혈액을 따라 전신에 퍼져 발생한다.
④ 패혈성 쇼크의 가장 흔한 원인은 그람 음성균이다.
⑤ 쇼크의 발생 기전은 그 원인에 따라 분류된다.

3 뇌막염 환자 간호중재로 옳은 것은?

① 두통 조절
② 해열제 금기
③ 뇌관류 감소
④ 수분 섭취 제한
⑤ 밝은 환경 유지

제한시간 40분

풀이시작 - 종료시간 : [   ] - [   ]
총 풀이 소요 시간 : [   ]분 [   ]초

4 체위의 종류 중 변형 트렌델렌버그 체위(Trendelenburg's position)에 대한 설명으로 옳은 것은?

① 똑바로 누워서 고관절과 무릎을 90도로 구부리고 양 다리를 벌려 다리 지지대에 올려 놓은 자세로 여성의 회음부 사정, 분만 시에 이용되는 체위이다.
② 바로 누운 자세에서 머리와 몸통은 수평을 유지하고 다리만 45° 높인 자세로 말초혈관 문제가 있는 환자의 정맥귀환을 돕는 자세이다.
③ 침상에서 머리를 45 ~ 60° 정도 상승시켜 호흡곤란을 완화할 수 있는 자세이다.
④ 엎드린 자세에서 팔을 머리 위로 올리고 머리와 다리를 낮추고 둔부를 높인 자세로 항문 수술 시 이용되는 자세이다.
⑤ 바로 누운 자세에서 머리 부위가 올라가고 하지가 내려가는 체위로, 상복부와 얼굴, 갑상선 수술 시 이용되는 자세이다.

5 부동이 심혈관계에 미치는 영향으로 옳지 않은 것은?

① 기립성 저혈압   ② 심부 정맥 혈전증
③ 의존성 부종   ④ 심장부하량의 감소
⑤ 심박출량의 감소

6 대상포진에 대한 설명으로 옳지 않은 것은?

① 주요 합병증으로 신경통으로 불리는 잔여 통증과 소양증이 있다.
② 병변은 대칭적으로 발생한다.
③ Varicella Zoster virus에 의한 질병이다.
④ 항바이러스제제 투약으로 증상을 완화시킬 수 있다.
⑤ 대상포진은 노인에게 흔하게 발생한다.

7 고관절 전치환술 후 가장 흔한 합병증으로 옳은 것은?

① 림프부종
② 정맥류
③ 정맥 혈전 색전증
④ 골다공증
⑤ 패혈증

8 간호 질 평가 방법 중 동시평가의 방법으로 옳지 않은 것은?

① 환자 및 직원 면담
② 퇴원 환자의 만족도 조사
③ 집담회
④ 입원 환자 의무기록 감사
⑤ 간호활동의 직접 관찰

9 당뇨병 케톤산증의 증상으로 옳지 않은 것은?

① 탈수
② 저혈압 및 빈맥
③ 다뇨
④ 쿠스말 호흡
⑤ 저혈당

10 공식적 의사소통 중 상향식 의사소통의 장점에 대한 설명으로 옳지 않은 것은?

① 태도와 감정에 대한 피드백
② 아이디어 제시와 **개선을 위한 제안**
③ 시간과 비용 **절약**
④ 고충 전달
⑤ 목표 달성을 위한 정보

11 수정체가 혼탁해져 빛을 제대로 통과시키지 못하게 되면서, 안개가 낀 것처럼 시야가 뿌옇게 보이는 질환은?

① 망막박리
② 포도막염
③ 백내장
④ 녹내장
⑤ 황반변성

12 약물 투약 전 사정해야 하는 항목과 일치하지 않는 것은?

① Warfarin – Prothrombin time(PT)
② Heparin – aPTT
③ Digoxin – 맥박
④ Propranolol – 맥박
⑤ Morphine – 맥박

13 척추 S2 ~ S4의 운동신경 병변으로 인해 발생하며, 방광감각 신경은 가지고 있어 통증이 있어도 배뇨를 할 수 없는 방광 장애로 옳은 것은?

① 감각마비성 방광 장애
② 억제불능성 신경성 방광 장애
③ 운동마비성 방광 장애
④ 자율신경성 방광 장애
⑤ 반사성 신경성 방광 장애

14 호흡기전에 대한 설명으로 옳지 않은 것은?

① 호흡은 정상적으로 불수의 조절을 하나, 흉곽 확장에 관여하는 근육운동을 조절함으로써 수의 조절이 가능하다.
② 정상적으로 편안히 호흡할 때 500ml의 공기를 흡입하는데, 이를 1회 호흡량이라고 한다.
③ 뇌간에 있는 호흡중추는 불수의적으로 호흡을 조절한다.
④ 만성 폐쇄성 폐 질환 환자는 CO_2 농도가 높은 상태를 유지한다.
⑤ 흡기 시 횡격막은 확장하고, 흉곽은 수축한다.

15 맥박에 영향을 미치는 요인과 증상으로 옳게 짝지어진 것은?

① epinephrine - 맥박수 감소
② digitalis 제제 - 맥박수 감소
③ 만성 폐쇄성 폐 질환 - 맥박수 감소
④ 출혈 - 맥박수 감소
⑤ 앉아 있거나 서 있는 자세 - 맥박수 감소

16 간호 질 향상을 위한 접근 방법 중 과정적 접근 방법으로 옳은 것은?

① 직무기술서
② 환자 대비 간호사의 비율
③ 응급벨의 설치
④ 환자 간호 수행
⑤ 환자 만족도

17 동기 부여 내용 이론 중 인간을 인간 욕구의 저수준에 기초한 인간에 대한 가정인 'X이론'과 인간의 고수준의 욕구에 착안한 인간에 대한 가정인 'Y이론'의 두 가지 범주로 나누어 설명한 학자는?

① 맥클랜드
② 맥그리거
③ 매슬로우
④ 알더퍼
⑤ 허츠버그

18 기능적 간호에 대한 설명으로 옳은 것은?

― 보기 ―
㉠ 가장 경제적인 간호제공 수단이다.
㉡ 팀원에게 자율성을 주어 직무에 대해 만족하도록 한다.
㉢ 환자에게 직접적인 전인 간호를 시행한다.
㉣ 책임감에 대한 혼동 없이, 업무 처리가 신속하다.

① ㉠㉡   ② ㉠㉢
③ ㉡㉣   ④ ㉠㉣
⑤ ㉠㉡㉢

19 공기 색전증의 증상으로 옳지 않은 것은?

① 호흡곤란
② 고혈압
③ 빈맥
④ 청색증
⑤ 의식 저하

20 근육의 구조와 기능의 차이에 따라 골격근, 심장근, 평활근으로 나뉜다. 다음 중 골격근, 심장근, 평활근에 관한 설명으로 옳지 않은 것은?

① 골격근은 가로무늬근이라고도 한다.
② 골격근은 화학적 에너지를 물리적 에너지로 전환 시킨다.
③ 심장근은 불수의근으로 자율신경계의 지배를 받는다.
④ 심장근은 여러 개의 근 세포가 동시에 수축하는 간극 결합을 한다.
⑤ 평활근은 수의근으로 운동신경의 지배를 받는다.

21 운동성 실어증 환자에 대한 설명으로 옳은 것은?

① 쓰거나 읽을 수 있다.
② 자발적 발화가 가능하다.
③ 무의미한 언어를 생성한다.
④ 상대방의 언어를 이해할 수 없다.
⑤ Wernike' area 손상으로 나타난다.

22 Cheyne - Stokes 호흡의 설명으로 옳은 것은?

① 15초 이상 지속하는 호흡이 없는 상태이다.
② 무호흡과 깊고 빠른 호흡이 교대로 나타나는 호흡이다.
③ 비정상적으로 깊고 빠른 한숨 형태의 호흡이다.
④ 길게 멈추는 흡기와 극히 짧고 비효과적인 호기가 이어지는 호흡이다.
⑤ 무호흡이 불규칙적으로 나타난 후 2 ~ 3회 비정상적인 얕은 호흡이 교대로 나타나는 호흡이다.

23 질 향상 분석도구 중 일정 기간 동안 수집 과정을 통해 얻어진 자료를 요약하고, 빈도 분포를 막대모양의 그래프로 제시하는 도구는?

① 히스토그램 ② 런 차트
③ 파레토 차트 ④ 흐름도
⑤ 인과관계도

24 적은 수의 간호직원으로 간호 업무를 기능적으로 분담시킴으로써 반복된 업무를 통한 효율성과 비용 절감을 하는 기능적 간호 방법의 직무 설계 방법으로 옳은 것은?

① 직무 단순화
② 직무 순환
③ 직무 확대
④ 직무 충실화
⑤ 직무 분석

25 태아의 폐 성숙도 또는 출생 후 폐의 기능성을 확인하는 데 사용되는 것으로 옳은 것은?

① 프로게스테론
② 태반 락토젠
③ 폐포 계면활성제
④ 융모 성선자극 호르몬
⑤ 에스트로겐

제 04회 실력평가 모의고사

1 혈액 속의 적혈구수가 비정상적으로 증가하는 것으로 혈액점도와 혈액량이 증가하여 혈액순환이 방해받는 질환은?

① 재생불량성 빈혈
② 다혈구혈증
③ 무과립 세포증
④ 겸상적혈구병
⑤ 급성 골수구성 백혈병

2 관상 동맥 질환에서 사용하는 약물 중 관상 동맥과 말초 동맥을 확장시켜 심근에 산소 공급을 증가시키는 것은?

① 베타 교감 신경 차단제(β - adrenergic blocker)
② 칼슘 통로 차단제(Calcium Channel Blocker)
③ 항혈전제(Antiplatelet agents)
④ 안지오텐신 Ⅱ 수용체 차단제(Angiotensin Ⅱ receptor blockers(ARBs))
⑤ 안지오텐신 전환 효소억제제(Angiotensin Converting Enzyme(ACE) - inhibitors)

3 임금체계의 결정 기준 중 직무의 중요도, 난이도, 기여도에 따라 직무의 질과 양의 상대적 가치를 평가한 임금으로 동일직무 동일임금의 원칙이 적용되는 것은?

① 연공급
② 직무급
③ 직능급
④ 자격급
⑤ 성과급

제한시간 40분

풀이시작 – 종료시간 : [   ] – [   ]
총 풀이 소요 시간 : [   ]분 [   ]초

4 ( ) 안에 들어갈 말로 옳은 것은?

---보기---
( )는 체온 조절 중추로, 심부 체온을 정상적으로 36.0 ~ 37.5℃의 범위로 유지하며 열 생산과 열 소실의 균형을 유지한다.

① 뇌하수체
② 시상
③ 시상하부
④ 소뇌
⑤ 대뇌

5 간호사의 역할로 옳은 것은?

---보기---
㉠ 교육자
㉡ 의사소통자
㉢ 돌봄제공자
㉣ 상담자
㉤ 연구자

① ㉠
② ㉠㉢
③ ㉡㉣
④ ㉠㉡㉣
⑤ ㉠㉡㉢㉣㉤

6 다음 중 뼈의 소실 상태를 측정하는 검사로 골다공증 진단을 위한 검사는?

① 관절 천자
② 관절 조영술
③ X-선 검사
④ 골밀도 검사
⑤ 뼈 스캔

7 총체적 질 관리(TQM)에 대한 설명으로 옳지 않은 것은?

① 참여자 – 과정에 관련하는 모든 사람
② 초점 – 과정과 결과를 중시
③ 목적 – 지속적 질 향상
④ 영역 – 과정 향상을 위한 모든 활동
⑤ 방법 – 명목집단기법

8 조직의 집권화의 단점으로 옳지 않은 것은?

① 조직의 탄력성을 잃기 쉽다.
② 창의성, 자주성이 결여된다.
③ 행정의 실효성에서 일탈하기 쉽다.
④ 업무의 중복을 초래한다.
⑤ 조직의 권위주의적 성향을 초래한다.

9 악성 종양의 특징으로 옳은 것은?

① 커지고 팽창하면서 성장한다.
② 섬유성 피막에 싸여있다.
③ 주위 원조직과 다른 양상을 보인다.
④ 분화가 자세히 일어난다.
⑤ 성장 속도가 느리다.

10 의료 오류가 발생하여 환자에 대한 위해의 가능성이 있을 수 있었지만 예방과 완화조치 등으로 환자에게 위해가 발생하지 않은 사건은?

① 위해 사건
② 의료 과오
③ 근접 오류
④ 적신호사건
⑤ 의료 오류

11 열 요법의 적응증으로 옳은 것은?

① 출혈 부위
② 급성 염증 부위
③ 비염증성 부종 부위
④ 국소적 악성 종양
⑤ 치질, 항문 주위와 질 염증

12 신성 신부전의 설명으로 옳지 않은 것은?

① 주요기전은 신장혈류량의 저하에 의한 것이다.
② 순환 혈액량·세포 외 액량 감소가 원인이다.
③ 신장 그 자체는 정상이므로 세뇨관의 기능도 정상으로 작동한다.
④ 소변의 비중과 삼투압이 높다.
⑤ 신장의 세뇨관 기능 장애로 인해 세뇨관에서의 재흡수와 재분비가 불가능한 상태이다.

13 단순 헤르페스와 성기 헤르페스에 관한 설명으로 옳지 않은 것은?

① 단순 헤르페스 바이러스는 물리적 접촉에 의해 감염된다.
② 단순 헤르페스 바이러스는 대부분 항체를 갖고 태어난다.
③ 성기 헤르페스 바이러스는 성 접촉이나 출생 시에 감염된다.
④ 성기 헤르페스 바이러스는 나이가 증가하면서 감염은 감소한다.
⑤ 두 가지 바이러스 모두 심한 소포성 발진 증상이 나타난다.

14 고칼슘혈증 환자에서 관찰할 수 있는 증상으로 옳은 것은?

① 테타니(Tetany)
② 후두천명
③ 크보스테크 징후
④ 트로소 징후
⑤ 변비

15 근육주사 부위의 특징으로 옳지 않은 것은?

① 둔부의 복면 부위는 성인과 아동, 영아 모두에게 가장 안전한 부위이다.
② 둔부의 복면 부위는 용량이 크거나, 자극적인 약물의 투약 부위로 선호된다.
③ 대퇴직근은 혼자서도 주사할 수 있는 근육주사 부위이다.
④ 삼각근은 접근이 쉬운 주사부위로 영아의 근육주사 부위로 주로 이용된다.
⑤ 삼각근은 상완 동맥이 인접하고 있어 약물의 흡수 속도가 근육주사 부위 중 가장 빠르다.

16 대사성 산증 환자의 동맥혈가스분석 결과로 옳은 것은?

① $PaCO_2$ 증가, pH 감소
② $PaCO_2$ 감소, pH 증가
③ HCO_3^- 감소, pH 감소
④ $PaCO_2$ 정상, pH 증가
⑤ HCO_3^- 증가, pH 증가

17 인공호흡기 교육 사업을 시행할 때 적합한 조직은?

① 위원회 조직
② 라인 조직
③ 라인-스태프 조직
④ 프로젝트 조직
⑤ 행렬 조직

18 격리에 대한 설명으로 옳은 것은?

① 민감한 환자를 외부 균으로부터 보호하는 것이다.
② 호중구 감소증으로 ANC가 $500/mm^3$ 이하인 환자를 간호할 때 적용한다.
③ 신장이식 환자를 간호할 때 적용한다.
④ 내과적 무균법이 이에 속한다.
⑤ 노로바이러스 감염 환자를 간호할 때 적용한다.

19 강직성 척추염의 설명으로 옳지 않은 것은?

① 자가 면역 질환이다.
② 척추에 염증이 생겨 강직 현상이 일어나는 질환이다.
③ HLA – B27 항원과 밀접한 관련이 있다.
④ 오후에 강직과 통증 호소가 심하다.
⑤ 휴식을 취하면 증상이 심해지고 움직이면 통증이 약해진다.

20 직무수행평가 방법에 따른 분류 중 개인의 특성이나 행동에 등급을 결정하는 가장 오래된 평가 방법은?

① 직무 범위 척도
② 특성 평정척도
③ 행위 기준 평점 척도
④ 에세이
⑤ 목표관리

21 호흡기 질환으로 병원에 내원한 환자의 흉부 타진을 하고자 할 때 방법으로 옳은 것은?

① 흉통 호소 시 약하게 타진한다.
② 아래에서 위로 올라가며 타진한다.
③ 뼈 돌출 부위는 부드럽게 타진한다.
④ 흉골 상부에서 늑골 순으로 타진한다.
⑤ 손가락을 펴고 손끝을 이용하여 타진한다.

22 간호사의 법적 의무로 옳은 것은?

---보기---
㉠ 주의 의무
㉡ 설명 및 동의 의무
㉢ 확인 의무
㉣ 비밀유지 의무

① ㉠
② ㉠㉢
③ ㉡㉣
④ ㉡㉢㉣
⑤ ㉠㉡㉢㉣

23 마약관리에 대한 설명으로 옳지 않은 것은?

① 반드시 마약대장과 함께 이중시건 장치가 된 마약장에 보관한다.
② 마약은 근무조마다 인수인계한다.
③ 환자별 마약 사용의 내역인 마약대장은 3년간 일정한 장소에 보관한다.
④ 마약 금고 열쇠는 간호사 간 직접 전달한다.
⑤ 마약의 잔량이 남은 경우 일반 약과 같이 의료 폐기물에 폐기한다.

24 간호사의 SOAP 기록 중 A에 해당하는 것은?

① 기관흡인
② 호흡수 16
③ SPO_2 92%
④ 숨참을 호소함
⑤ 비효율적 호흡양상

25 신체부위 중 귀에 대한 설명으로 옳지 않은 것은?

① 중이는 고막부터 3개의 이소골로 연결되는 부분이다.
② 유스타키오관은 공기압력을 조절하여 위의 불편감과 고막의 파열을 막아준다.
③ 외이는 전정 신경과 와우 신경으로 구성된 제8뇌신경인 청신경이 분포하고 있다.
④ 노인은 와우가 퇴화되고 고막이 비후되어 고음을 잘 듣지 못한다.
⑤ 이경을 이용해 진찰하기 위해 성인은 후상방, 어린이는 후하방으로 당기고 이경을 삽입한다.

제 05회 실력평가 모의고사

1 다음 중 기관지확장증에 대한 설명으로 옳지 않은 것은?

① 기관지벽의 탄력 섬유와 근육이 파괴되어 나타나는 질환이다.
② 많은 양의 화농성 객담이 관찰된다.
③ 기도 청결을 유지하는 것이 중요하다.
④ 가역적인 기도 폐쇄를 특징으로 한다.
⑤ 감염에 대한 예방이 필요하다.

2 관리자의 역할 중 의사결정자의 역할로 옳지 않은 것은?

① 기업가 ② 고충처리자
③ 정보 전달자 ④ 자원분배자
⑤ 협상자

3 의식이 소실된 환자에게 〈보기〉와 같은 응급처치를 하는 경우 어떠한 질환을 염두에 두고 있는 것인가?

― 보기 ―
- 환자 머리와 목을 일직선으로 고정한다.
- 하악견인법으로 기도를 유지한다.

① 쇄골 골절 ② 늑골 골절
③ 복강 출혈 ④ 척추 손상
⑤ 두개내혈종

4 불수의적·율동적으로 근육의 격렬한 수축과 이완이 반복되는 발작은?

① 간대성발작(간헐발작)
② 긴장성발작(강직성발작)
③ 긴장성 – 간대성발작(대발작)
④ 근간대성발작
⑤ 결신발작(소발작)

5 복막투석을 하는 환자에서 가장 흔히 발생하는 합병증으로 옳은 것은?

① 고지혈증
② 패혈증
③ 탈장
④ 복막염
⑤ 고혈압

6 중심정맥관 삽입목적으로 옳지 않은 것은?

① 소량의 수액이나 혈액 공급
② 중심정맥압(CVP) 측정
③ TPN 등의 영양제 주입
④ 항생제 및 항암제 등의 약물 투여
⑤ 검사를 위한 채혈

7 다음 빈칸에 들어갈 말로 옳은 것은?

― 보기 ―
가장 흔한 유형의 말초성 안면마비인 벨마비는 (　) 뇌신경 기능에 문제가 생겨서 발생한 것이다.

① 1번　　　　　　　　　　② 3번
③ 5번　　　　　　　　　　④ 7번
⑤ 9번

8 다음 중 마약관리 방법으로 옳지 않은 것은?

① 마약은 마약대장과 함께 마약 보관함 안에 보관한다.
② 마약 보관함은 항상 이중으로 잠겨 있어야 한다.
③ 마약 사용 시 항상 기록을 남긴다.
④ 마약류 주사제 파손 시 위험하므로 즉시 폐기한다.
⑤ 남은 마약은 약국에 반납한다.

9 우심부전 환자에서 나타나는 증상으로 옳은 것은?

① 폐울혈과 폐부종이 동반된다.
② 소변량이 감소하고 혈압이 저하된다.
③ 청진 시 수포음이 들린다.
④ 간 비대와 복수가 나타난다.
⑤ 거품이 많고 피가 섞인 객담이 배출된다.

10 체온의 측정 부위 중 시상하부와 동일한 동맥혈 액이 흘러 심부 체온을 반영하는 부위로 옳은 것은?

① 측두동맥체온
② 고막체온
③ 구강체온
④ 직장체온
⑤ 액와체온

11 호만 징후에 대한 설명으로 옳은 것은?

① 손목을 가볍게 두드릴 때 손과 손가락에 저린 감각이 발생하는 것이다.
② 수근터널 증후군의 진단사정 중 손목을 20 ~ 30초 동안 강하게 굴곡 시킨 후, 무감각이나 저린 감각이 발생하는지를 사정하는 것이다.
③ 뇌막염일 경우 앙와위 자세에서 머리를 앞으로 굴곡 시켰을 때 고관절과 무릎이 자동으로 굴곡 되는 것을 말한다.
④ 무릎을 구부리고 발목을 천천히 등 쪽으로 굽힐 때 생기는 장딴지의 통증으로 혈전성 정맥염을 진단할 때 사용한다.
⑤ 고관절탈구의 징후로 손상당한 쪽 골반이 상대 쪽 골반보다 상대적으로 높아지는 것이다.

12 환자 의무기록 작성 목적으로 옳은 것은?

① 투약
② 간호 처치
③ 자원 증대
④ 보험청구
⑤ 임상연구자료

13 급성 심근경색 환자가 나타내는 증상으로 옳은 것은?

① SGOT 수치가 상승한다.
② 휴식 시 통증이 완화된다.
③ 백혈구 수치의 변화가 없다.
④ 30분 정도 후 통증은 완화된다.
⑤ 니트로글리세린 투여 시 통증이 완화된다.

14 다음은 인체의 내분비선과 그곳에서 분비되는 호르몬을 짝지은 것으로 옳은 것은?

① 뇌하수체 전엽 - 갑상샘 호르몬
② 뇌하수체 후엽 - 당류코르티코이드
③ 갑상샘 - 갑상샘자극호르몬(TSH)
④ 부신 피질 - 옥시토신
⑤ 신장 - 레닌

15 다음 중 덤핑 증후군(Dumping syndrome)에 대한 설명으로 옳은 것은?

① 덤핑 증후군을 예방하기 위해서 식사 중에 물을 많이 마신다.
② 덤핑 증후군을 예방하기 위해서 식후에는 누워 있는 것이 좋다.
③ Billroth 1 수술 후에 호발한다.
④ 저지방 식이를 하도록 한다.
⑤ 초기 증상은 저혈당, 후기 증상은 저혈량, 교감신경의 자극이 원인이다.

16 환자 EKG상 심실세동이 나타났을 때 가장 먼저 해야 할 간호수행으로 옳은 것은?

① 제세동기를 사용한다.
② 리도카인을 정맥에 주사한다.
③ 24시간 심전도를 관찰한다.
④ 심실세동 예방교육을 한다.
⑤ 15분마다 활력징후를 측정한다.

17 두개내압 상승 환자의 간호 중재로 옳지 않은 것은?

① 측위를 취하고 머리를 상승 시켜 항상 기도 개방을 유지한다.
② 흡인은 일시적으로 두개 내압 상승을 유발하므로 10초 이내로 하며 전후로 100%로 산소를 투여한다.
③ 변 완화제를 투여한다.
④ 조용하고 자극이 적은 환경을 제공한다.
⑤ 낙상 위험성이 있을 때엔 억제대를 사용한다.

18 오심 및 구토를 호소하며 가끔 기면 증상이 나타나는 환자의 ABGA상 pH 7.9, HCO_3^- 29mEq/L, $PaCO_2$ 80mmHg이 측정되었다. 다음 중 어떤 산, 염기 불균형을 나타낸 것인가?

① 호흡성 알칼리증
② 호흡성 산증
③ 대사성 알칼리증
④ 대사성 산증
⑤ 중증 저산소혈증

19 다음 중 내분비계의 호르몬과 기능에 관한 설명으로 옳은 것은?

① ACTH(부신 피질 자극 호르몬)은 T3, T4 분비를 자극한다.
② GH(성장호르몬)이 과다 분비되는 성인은 말단 비대증이 나타난다.
③ ADH(항이뇨 호르몬)은 뇌하수체 전엽에서 분비된다.
④ PTH(부갑상샘 호르몬)은 혈중 칼슘 농도를 저하시킨다.
⑤ TSH(갑상샘 자극 호르몬)의 분비 저하는 갑상샘 항진증을 유발시킨다.

20 다음 중 중추신경계의 퇴행성 질환과 침범되는 부위로 옳게 짝지어진 것은?

① 알츠하이머병 – 대뇌 기저핵과 뇌간
② 특발성 파킨슨병 – 대뇌 기저핵과 뇌간
③ 헌팅톤 무도병 – 대뇌피질
④ 혈관확장성 운동실조증 – 운동신경세포
⑤ Kugelberg Welander 증후군 – 척수와 소뇌

21 개방배액법의 종류로 옳은 것은?

① Hemovac Drain
② Jackson Pratt 배액관
③ Penrose 배액관
④ T – tube
⑤ Gauze Drain

22 수술 후 대상자에게 간호사는 심호흡을 격려하고 있다. 간호사가 심호흡을 시키는 이유로 옳은 것은?

① 빠른 상처 치유를 위해
② 용이한 객담배출을 위해
③ 수술 부위 통증 경감을 위해
④ 수술 후 불안과 공포를 줄이기 위해
⑤ 폐 확장 도모와 마취가스 배출을 위해

23 환자의 낙상 위험을 사정할 때 낙상 위험이 가장 높은 환자는?

① 장루를 갖고 있는 환자
② 이틀 전 복부수술을 받은 환자
③ 요통을 호소하는 완경기 환자
④ 호르몬제제를 투여 중인 환자
⑤ 과거 낙상 경험이 있는 뇌졸중 환자

24 유방암 진단을 받은 환자가 변형 근치 유방 절제술을 하였다. 변형 근치 유방 절제술의 설명으로 옳은 것은?

① 유방 전체를 제거하나, 림프절은 제거하지 않는다.
② 소흉근은 남겨 두고 유방, 액와림프절, 피부를 제거한다.
③ 유방, 액와림프절, 피부, 유방 및 흉근까지 절제한다.
④ 종양을 포함한 유방조직의 1/4을 제거한다.
⑤ 종양과 정상조직의 1 ~ 2cm 가장자리만 절제한다.

25 신우신염에 대한 설명으로 옳지 않은 것은?

① 신우신염의 원인균으로 가장 많은 것은 대장균이다.
② 만성 신우신염은 특징적인 증상 없이 저혈압 진료 시 우연히 발견된다.
③ 신우신염의 치료는 소변배양검사를 통해 세균을 확인하여 항생제 치료하는 것이다.
④ 매일 3 ~ 4L의 수분섭취를 권장한다.
⑤ 소변에서 세균과 백혈구가 다량 검출된다.

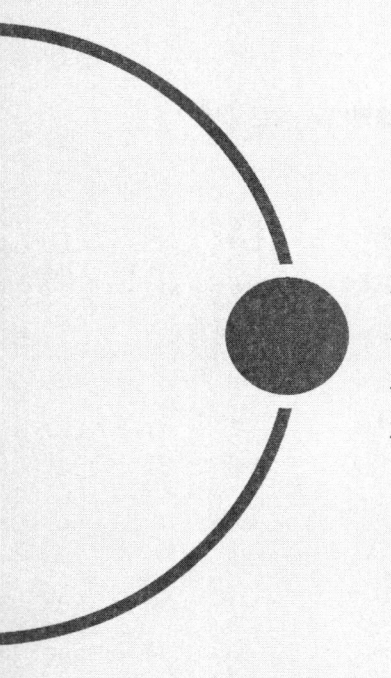

제01회 정답 및 해설
제02회 정답 및 해설
제03회 정답 및 해설
제04회 정답 및 해설
제05회 정답 및 해설

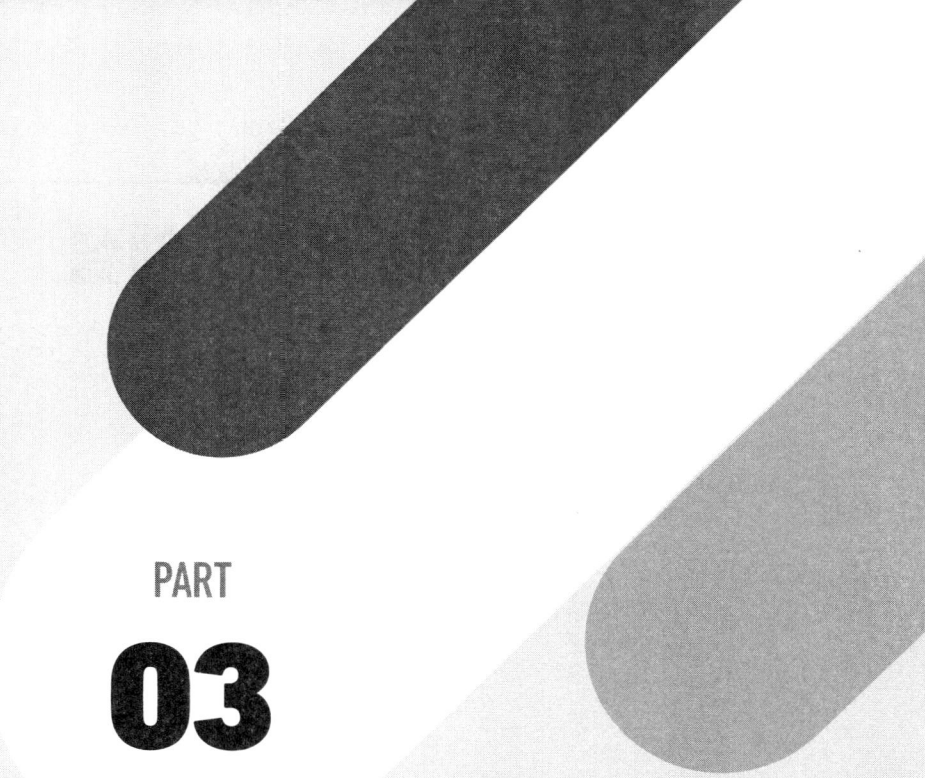

PART
03

정답 및 해설

제 01 회 정답 및 해설

1	2	3	4	5	6	7	8	9	10
③	④	④	①	⑤	②	①	⑤	⑤	②
11	12	13	14	15	16	17	18	19	20
④	③	②	⑤	①	④	③	⑤	②	⑤
21	22	23	24	25					
④	③	①	④	②					

1

| 과목 | 성인간호학 | 난이도 | ●●● | 정답 | ③ |

③ 병식은 자신이 질병이 있다는 것에 대한 자각이다.

> **PLUS TIP** 간이정신상태검사(MMSE – K)
>
> ㉠ 지남력 : 연·월·일·요일, 계절, 주소, 여기는 어떤 곳인지, 여기는 무엇을 하는 곳인지
> ㉡ 기억등록 : 물건 이름 기억하기
> ㉢ 기억회상 : 위의 물건 이름 회상
> ㉣ 주의 집중 및 계산, 언어기능 : 물건 이름 맞히기, 3단계 명령, 오각형 2개 겹쳐 그리기, '간장공장공장장' 문장을 따라서 말하기
> ㉤ 이해 및 판단 : 옷은 왜 빨아 입는지, 다른 사람 주민등록증을 주웠을 때 주인에게 돌려주기 위해 어떻게 해야 하는지

2

| 과목 | 성인간호학 | 난이도 | ●●○ | 정답 | ④ |

역행성 췌담관조영술(ERCP)은 십이지장경을 사용하여 십이지장 및 췌담관을 조영하는 검사이다. 췌관 및 총담관, 십이지장, 담관을 관찰하며 직접 담즙을 채취할 수 있다.
④ 간문맥은 혈관으로 ERCP검사에서 확인할 수 있는 부분이 아니다.

	회독 정답수		
	1회독	2회독	3회독
	/ 25개	/ 25개	/ 25개

3

| 과목 | 성인간호학 | 난이도 | ●●● | 정답 | ④ |

pH의 정상 범위는 7.35 ~ 7.45이며, PCO_2 정상 범위는 35 ~ 45mmHg, PaO_2는 80 ~ 100mmHg, HCO_3^- 22 ~ 26mmol/L이다. pH로 산·염기를 구분할 수 있으며, 정상 수치 보다 낮으면 산증, 높다면 알칼리증으로 구분할 수 있다. 또한 $PaCO_2$가 정상 범위 밖에 있으면 호흡성을 붙일 수 있고, HCO_3가 정상 범주 밖에 있으면 대사성을 붙일 수 있다. 보기의 ABGA결과는 대사성 알칼리증에 해당된다.

4

| 과목 | 성인간호학 | 난이도 | ●●○ | 정답 | ① |

체인스톡호흡이란 턱을 위아래로 크게 움직이면서 하는 호흡으로 코를 고는 것 같은 호흡 또는 일시적 무호흡이 반복되는 것을 말한다.
② 빈호흡 : 호흡수가 증가하고 깊이가 얕아진 것을 말한다.
③ 무호흡 : 호흡이 일시적으로 멎은 상태를 말한다.
④ 기좌호흡 : 앉거나 서서 상체를 똑바로 세워야 호흡이 가능한 상태를 말한다.
⑤ 쿠스마울호흡 : 당뇨 환자가 혼수상태일 때 주로 나타난다.

5

| 과목 | 기본간호학 | 난이도 | ●●● | 정답 | ⑤ |

등장성운동이란 근육의 수축이 일어나 근육의 길이와 관절각에 변화를 주는 운동이며, 등속성운동은 운동의 전 과정에 발휘되는 힘의 저항이 정비례가 되도록 자동 조절이 가능한 운동으로 근력강화나 재활에 주로 활용된다.

| 6 | 과목 | 간호관리학 | 난이도 | ●●● | 정답 | ② |

간호조직의 기본 원리로는 계층제의 원리 및 통솔범위의 원리, 명령통일의 원리, 분업 – 전문화의 원리 및 조정의 원리가 있다.

① 계층제의 원리 : 권한과 책임의 정도에 따라 직무를 등급화 하는 것을 말한다.
② 통솔범위의 원리 : 관리자가 관리하는 부하의 수는 통제능력 범위 내에 있어야 한다는 것을 말한다.
④ 분업 – 전문화의 원리 : 전체과업을 보다 작은 직무로 분할하는 것을 말한다.
⑤ 조정의 원리 : 공동의 목표를 달성하기 위해 하위체계와의 통일을 기하기 위한 상위체계의 과정이다.

| 7 | 과목 | 간호관리학 | 난이도 | ●●○ | 정답 | ① |

병명당 발생하는 의료비를 미리 정해진 금액으로 지불하는 제도는 포괄수가제이다.
② 행위별 수가제 : 진료 시 진찰 및 검사, 처치, 입원료 등 따로 가격을 책정하여 합산하여 지불하는 제도이다.
③ 간호관리료차등제 : 간호 인력 확보수준에 따른 기본진료료 중 입원료를 차등하여 지급하는 것이다.
④ 상대가치수가제 : 상대가치 요소가 포함된 개념으로 여러 요소들을 고려하여 행위별로 상대가치 점수로 환산하여 지불하는 방법이다.
⑤ 방문수가제 : 가정간호 및 노인장기 요양보험에서 방문간호 등 지역사회 간호분야에서 활용된다.

| 8 | 과목 | 성인간호학 | 난이도 | ●●○ | 정답 | ⑤ |

욕창은 4단계에 걸쳐서 진행된다. 1단계는 피부손상은 관찰되지 않으나 피부가 단단하고 따뜻한 특징이 있으며 압력에 의해 피부가 붉은 상태로 5분 이상 지속된다. 2단계는 피부가 파열되어 찰과상 및 물집 등의 소견이 보인다. 지방층까지 침범하게 되면 통증이 있으며 압력이 완화되면 2주 이내 회복가능하다. 3단계는 피하조직까지 괴사가 일어나 악취와 삼출물이 발생하고 통증은 없으며 부종이 심하다. 괴사조직을 제거하고 회복하는 데 수개월이 소요된다. 4단계는 근육과 뼈, 지지조직 등의 광범위한 괴사가 일어난 것으로 수술적 치료(피판술 및 피부이식)가 필요한 상태이다.

9

| 과목 | 성인간호학 | 난이도 | ●○○ | 정답 | ⑤ |

양성 종양의 경우 성장속도가 느리며, 통증이 있거나 없을 수 있고 경계가 분명하며 좌우대칭적이고 전이가 없다. 악성 종양의 경우 성장속도가 **빠르며** 통증은 있거나 없을 수 있고 경계가 불분명하며 좌우비대칭적인 특징이 있고, 주변조직으로의 전이소견이 있다.

10

| 과목 | 기본간호학 | 난이도 | ●○○ | 정답 | ② |

개방형질문으로 대상자를 분명히 확인해야 하는 것은 정확한 대상자 확인(the right patient)이다.
① 정확한 약 : 최소 3번 이상 확인해야 한다.
③ 정확한 용량 : 연령과 성별, 체중과 작용시간, 약물 농도, 투여횟수를 확인해야 하는 것을 말한다.
④ 정확한 경로 : 근육주사인지 정맥주사인지, 경구 투여인지에 대해 정확한 확인이 필요하다는 것이다.
⑤ 정확한 시간 : 적절한 작용 시간에 맞춰 투여해야 최대의 효과를 얻을 수 있고 부작용을 최소화 할 수 있어 이를 확인하고 지켜야함을 말한다.

11

| 과목 | 성인간호학 | 난이도 | ●●○ | 정답 | ④ |

MRSA란 메티실린, 베타락탐계 항생제에 내성을 보이는 황색 포도상 구균에 의한 감염이며, 정상적으로 존재할 수 있는 균이나 침습적인 시술 이후 감염될 수 있다. 이로 인해 화농성 염증반응, 식중독이나 패혈증, 중추신경계 감염이 발생될 수 있으며 철저한 손 씻기, 침습적 시술 시 무균실 적용, 의료기구의 멸균과 소독을 철저히 하고, 반코마이신 등 항생제를 신중히 사용함으로 예방할 수 있다.
④ 1인 음압 격리병실의 경우 환자 격리 시 병실 간 오염을 방지하기 위해 사용되며 환기장치를 통해 방안의 기압을 음압으로 유지하여 외부 공기가 방안으로는 들어오지만 나갈 수는 없도록 하는 것이다. 결핵이나 홍역, 수두, 인플루엔자 등 접촉 전염병 환자 격리 시 사용된다.

| 12 | 과목 | 기본간호학 | 난이도 | ●●○ | 정답 | ③ |

비강캐뉼라는 코에 연결 후 줄을 귀에 걸고 사용하는 것으로 비교적 낮거나 중등도의 산소 요구량이 있고 장기적으로 산소 치료를 해야 될 경우 사용한다.

① 단순 안면 마스크 : 저-중농도의 산소를 투여하기 위해 사용한다.
② 부분 재호흡 마스크 : 안면마스크에 저장주머니가 혼합된 모양으로 중-고농도의 산소 요구량이 있을 때 사용된다.
④ 비재호흡 마스크 : 중-고농도의 산소를 투여하기 위해 사용되며 안면에 마스크가 밀착되도록 부착하고, 저장주머니를 팽창시켜 사용한다.
⑤ 벤츄리 마스크 : 특별히 낮은 농도의 산소를 투여할 때 사용되며 보통 영아나 소아 환자에게 사용한다.

| 13 | 과목 | 성인간호학 | 난이도 | ●●○ | 정답 | ② |

당뇨는 당화 혈색소가 6.5% 이상이거나, 공복 혈당 농도가 126mgl/dl 이상, 경구 당부하 검사상 2시간째 포도당 농도가 200mg/dl 이상, 혈장 포도당 농도가 200mg/dl 이상, 식후 혈당 180mg/dl 이상일 경우 간호중재가 필요하다.

| 14 | 과목 | 기본간호학 | 난이도 | ●●○ | 정답 | ⑤ |

피내주사(Intradermal Injection)는 피부 표피 밑 진피층에 약물을 투여하는 것으로 약 15° 각도로 바늘의 경사진 면을 위로해서 삽입한다.

PLUS TIP 주사의 종류

㉠ 피하주사(Subcutaneous Injection) : 피부 진피 밑 지방결합조직에 직접 주사하는 것으로 약 45° 각도로 찌르고 바늘이 혈관으로 들어갔는지 보기 위해 내관을 뒤로 잡아당겨 피가 나오는지 확인해야 한다.
㉡ 근육주사(Intramuscular Injection) : 혈관 분포가 많아 약물이 빠르게 흡수되며 주사바늘 각도는 90°이다.
㉢ 정맥주사(Intravenous Injection) : 주사바늘을 25~30°로 찌르고 혈액이 역류되는지 확인 후 약물을 투여한다.

| 15 | 과목 | 성인간호학 | 난이도 | ●●● | 정답 | ① |

마약성 진통제는 호흡곤란의 부작용이 있는데 그중 Morphine은 연수의 호흡중추에 작용하여 호흡수를 감소시키고 폐 잔류량을 증가시키므로 투여 후 호흡수를 유심히 관찰해야 한다. 마약성 진통제는 천장효과가 없기 때문에 조절되지 않는 부작용이 없는 한 용량을 제한 없이 증가시킬 수 있으며 가능한 경구로, 규칙적으로 단계적으로 투여한다는 원칙을 지키며 투여한다.

| 16 | 과목 | 성인간호학 | 난이도 | ●●○ | 정답 | ④ |

국가 암 검진의 항목과 검진 대상은 다음과 같다. 위암은 만 40세 이상 남녀로 검진 주기는 2년이며, 간암은 만 40세 이상 남녀로 간암고위험군, 검진 주기는 6개월이다. 대장암은 만 50세 이상 남녀로 검진 주기는 1년이며, 유방암은 만 40세 이상 여성으로 검진 주기는 2년, 자궁경부암은 만 20세 이상 여성으로 검진 주기는 2년, 폐암은 만 54세 이상 74세 이하 남녀로 폐암 발생 고위험군, 검진주기는 2년이다.

| 17 | 과목 | 간호관리학 | 난이도 | ●●● | 정답 | ③ |

전제형 리더십의 특징
㉠ 집단에 대한 강한 통제가 있으며 상의하달식 의사소통을 하고, 직위의 차이를 강조하며 독단적으로 의사결정을 한다.
㉡ 업무 중심적이며 권위주의적이고, 리더 중심적인 특징을 가지고 있다. 강제로 구성원들에게 동기를 부여하며 처벌을 목적으로 비판한다.

PLUS TIP 민주형 리더십의 특징
㉠ 집단에 대한 통제를 최소화 하며 경제적 보상 및 자아보상을 통해 동기 부여를 한다.
㉡ 제안과 안내로 지시를 하며 상의사달, 하의상달의 자유로운 의사소통 체계를 가지고 있다.
㉢ 의사결정과정에 구성원들이 참여하며, 개인보다 공동체를 강조하고 건설적인 비평을 하며 조언을 통한 인과관계와 팀워크를 중시한다.

| 18 | 과목 | 성인간호학 | 난이도 | ●●○ | 정답 | ⑤ |

Heparin(헤파린)은 항응고제로 혈전의 생성을 막는 약물이다. 단기 치료에 사용되며 위장점막에서 흡수하지 못하기 때문에 피하주사한다. 투약한 이후 aPTT 모니터링을 주의 깊게 해야 한다. 소량의 출혈이라도 출혈증후를 즉각 보고하도록 교육해야 하며, 운동이나 격렬한 신체활동 및 출혈 발생 가능한 시술은 제한해야 한다. 장기적으로 경구 투여 하는 것은 와파린으로 비타민K 의존성 응고인자 생산을 억제하는 작용을 한다.

| 19 | 과목 | 기본간호학 | 난이도 | ●●○ | 정답 | ② |

외측광근은 근육이 잘 발달되어 있으며 큰 혈관이나 신경이 없어 엉덩이 근육이 잘 발달하지 않은 영아의 근육주사 부위로 적합하다. 어른을 기준으로 최고 5cc 정도 주입이 가능하다.

20

| 과목 | 기본간호학 | 난이도 | ●●○ | 정답 | ⑤ |

낙상 위험 요인 사정은 다음과 같다.
㉠ 입원 시 낙상 위험 요인을 확인하며 입원 이후 환자의 상태 및 기능적 변화와 관련된 위험 요인을 재사정해야 한다.
㉡ 낙상을 초래할 수 있는 약물을 복용 시 약물 부작용을 감시해야 하며 환자의 평상시 운동 기능 정도를 사정한다.
㉢ 환경적 위험 요소를 확인하고 규칙적으로 주위 환경을 살피고 정리해야 한다.
㉣ 낙상 발생 이전 위험 요소에 대해 환자 가족에게 교육해야 하며, 낙상 발생 시 환자 및 환자 가족에게 알리도록 한다.

21

| 과목 | 기본간호학 | 난이도 | ●●● | 정답 | ④ |

욕창 평가 도구(Branden Scale)의 항목은 감각인지, 습기, 활동, 움직임, 영양상태, 마찰력과 전달력이다. 6가지 요소에서 점수의 범위는 6 ~ 23점이며, 저위험은 15 ~ 18점, 중위험은 13 ~ 14점, 고위험은 10 ~ 12점, 초고위험은 9점 이하이다.

22

| 과목 | 간호관리학 | 난이도 | ●●● | 정답 | ③ |

간호관리 체계모형에서 투입 요소는 정보 및 간호 인력, 시설, 설비, 환자 및 공급품, 기술과 시간 재정이며 변환 요소로는 기획과 지휘, 통제하는 권한을 가진 간호 관리자 집단, 산출요소에서는 조직의 철학, 간호의 목적과 간호 예산, 인사정책과 훈육과정, 노사 협약 및 허가인준 법규, 환자 간호와 직원 개발과 연구이다. 피드백 요소에서는 재정보고서, 질 평가 보고서, 동료 평가 보고서, 인준 조사 보고서가 있다.

23

| 과목 | 간호관리학 | 난이도 | ●●○ | 정답 | ① |

간호관리의 단계 중 기획 단계는 조직의 목표를 설정하고 구체적 행동방안을 선택하는 과정이다.

② 조직 단계 : 목표성취를 위해 자원을 배분하는 과정이다.
③ 인사 단계 : 인력을 조달하고 유지, 개발, 활용하는 과정 즉, 인적자원을 관리하는 단계이다.
④ 지휘 단계 : 리더십을 발휘하며 동기를 부여하는 과정이다.
⑤ 통제 단계 : 목표달성을 위한 활동이 계획대로 진행되어져가고 있는지를 확인하고 피드백을 제공함으로 교정하는 과정이다.

24

| 과목 | 간호관리학 | 난이도 | ●●● | 정답 | ④ |

혼 효과는 비호의적 인상이 다른 분야 평가 시에도 반영되어 피평가자의 실제 능력보다 낮게 평가되는 것을 말한다.

① 후광 효과 : 피평가자의 호의적 인상이 다른 분야를 평가할 때 영향을 미치는 것을 말한다.
② 중심화경향 : 피평가자에 대해 충분히 알지 못해 중간점수를 제시하는 것이다.
③ 관대화경향 : 평가 시 가능한 좋은 평가를 하려는 경향을 말한다.
⑤ 연공 오류 : 피평가자의 학력이나 근속연수, 연령 등 연공에 의해 발생하는 오류이다.

25

| 과목 | 성인간호학 | 난이도 | ●●○ | 정답 | ② |

흉강 천자는 바늘을 늑막강 내로 삽입하여 액체나 공기를 제거하는 침습적인 과정으로, 늑막액은 진단 및 치료 목적으로 채취하게 된다. 멸균된 천자세트가 필요하며 멸균 상태에서 시행한다. 체위는 팔을 올리고 기대어 앉아서 등과 늑골사이를 넓게 하도록 허리를 숙인다. 환자에게 천자 시 움직여서는 안 된다고 설명해야 한다. 배액 시 천천히 흡인해야 하며 한 번에 1,200cc 이상 뽑지 않도록 한다. 많은 양의 액체가 갑작스럽게 제거되면 종격 등이 이동하여 순환허탈이나 폐부종에 빠질 위험이 있기 때문이다. 드레싱은 익일 제거한다.

② 천자 부위는 소독거즈로 대고 압박드레싱을 시행해야 한다.

제 02 회 정답 및 해설

1	2	3	4	5	6	7	8	9	10
⑤	④	①	③	⑤	②	②	④	⑤	②
11	12	13	14	15	16	17	18	19	20
③	③	①	⑤	①	④	①	④	③	⑤
21	22	23	24	25					
②	③	④	④	②					

1

| 과목 | 기본간호학 | 난이도 | ●●○ | 정답 | ⑤ |

심폐소생술에서 맥박을 확인할 시 영아의 경우 상완 동맥에서 확인하며, 소아와 성인의 경우에는 경동맥에서 촉진하여 확인한다.

2

| 과목 | 기본간호학 | 난이도 | ●●○ | 정답 | ④ |

AST(After skin test)를 하는 목적은 약물 부작용에 의한 아나필락시스를 예방하기 위해 시행한다. 팔의 전완 내측면에 피내주사하며, 양성 소견은 직경이 10 ~ 15mm 이상 발적 및 팽진이 있는 경우 해당된다. 음성의 경우 5mm 미만의 발적, 팽진소견이 확인되므로 해당 약물을 투여해도 된다. 직경이 5 ~ 9mm의 경우 위양성이므로 재검사를 시행하여야 한다.

	회독 정답수		
	1회독	2회독	3회독
	/ 25개	/ 25개	/ 25개

3

| 과목 | 성인간호학 | 난이도 | ●●● | 정답 | ① |

ANC(Absolute neutrophil count)는 절대호중구수로써 백혈구의 한 종류인 중성구(호중구)의 수치를 말한다. 이는 감염이 있을 때 균과 싸우는 역할을 하며 절대호중구수가 감소하면 감염의 위험이 증가하고 감염에 취약한 상태가 된 것을 의미한다. ANC 계산방법은 WBC × Neutrophil(segs)%/100이며, 2500㎣ 이상이 정상 범주에 해당된다. 500㎣ 이하가 되면 즉시 1인실에 역격리해야 하며, 모든 처치를 무균적으로 시행해야 한다. 신선하지 않거나 껍질째 먹는 과일도 섭취를 자제하도록 교육해야 하며 항생제 치료를 즉시 시행한다.

4

| 과목 | 성인간호학 | 난이도 | ●●○ | 정답 | ③ |

NTG는 Nitroglycerin의 약자로 휘발성 혈관확장제이며 갈색병에 보관한다. 협심증 환자의 갑작스러운 사망을 예방하며, 이는 치료약이 아닌 예방약으로 사용된다. 1회 0.3mg 또는 0.6mg을 설하 또는 구강 내 녹여서 투여하며 증상이 완화될 때까지 5분마다 최대 3회까지 반복 투여할 수 있다. 복용 후 15분이 경과해도 통증이 지속된다면 바로 의사에게 알려야한다.

5

| 과목 | 간호관리학 | 난이도 | ●●○ | 정답 | ⑤ |

매슬로우의 욕구이론에서 1단계 생리적 욕구는 가장 강력한 욕구로써 유기체의 생존 및 유지에 필요하며 가장 기본적인 욕구이다. 2단계 안전의 욕구는 질서 있고 안정적이며, 위협으로부터 보호 및 질서, 공포와 불안으로부터의 자유가 요구된다. 3단계 소속과 애정의 욕구는 개인과 다른 사람과의 친밀한 관계에 관한 욕구이며 4단계 자기존중의 욕구는 자신으로부터의 존중과 타인으로부터의 존중이 필요하며 유능감 및 자신감, 성취, 독립, 자유 등을 갖는 것이 요구된다. 마지막 5단계 자아실현의 욕구는 인생후반부에 극소수만이 도달할 수 있는 단계로 가장 높은 수준의 욕구이다. 자신의 잠재력과 능력을 인식하고 충족시키는 것으로 발달의 마지막 단계이다.

6

| 과목 | 간호관리학 | 난이도 | ●●○ | 정답 | ② |

나이팅게일은 최초의 간호이론가로, 환경은 모든 측면에서 영향을 미친다고 보았다. 인간은 질환에 대한 회복 능력을 가지고 있으며, 건강이란 개인이 최대한 역량을 발휘함으로 안녕을 유지하는 것이라고 하였다. 간호란 신선한 공기와 채광, 보온과 청결, 안정, 적절한 식이를 제공하는 데 목적이 있으며 가능한 최적의 환경을 보전함으로 개인의 회복 과정을 촉진시킨다고 하였다.

7

| 과목 | 간호관리학 | 난이도 | ●●● | 정답 | ② |

기획의 원칙에서 경제성의 원칙이란 최소의 비용으로 최대효과를 위해 자원을 활용하는 것을 말한다. 간결하고 명료하게 표현하는 것은 간결성의 원칙이며, 기획과정에서 인적, 물적, 설비, 예산 등의 부족으로 차질이 생기지 않도록 사전에 충분히 준비해야 함은 포괄성의 원칙에 대한 설명이다. 정당한 이유에 근거를 두고 꼭 필요한 것이어야 하는 것은 필요성의 원칙에 대한 내용이며, 정확하고 구체적인 목적을 제시해야 하는 것과 관련 있는 원칙은 목적 부합의 원칙이다.

8

| 과목 | 간호관리학 | 난이도 | ●●● | 정답 | ④ |

① 후광 효과 : 어느 한 평가 요소에 대한 긍정적인 판단이 다른 평가 요소에도 영향을 미치는 것을 말한다.
② 혼 효과 : 후광 효과와 반대로 어느 한 평가 요소에서 부정적인 판단이 다른 평가 요소에도 부정적 영향을 미치는 것을 말한다.
③ 시간적 오류 : 전체 평가 대상이 되는 기간 중 평가 직전에 있었던 문제나 사건들이 평가 결과에 영향을 미치는 것을 의미한다.
⑤ 대비 오류 : 평가자가 무의적으로 다른 평가자와 비교하면서 대비적으로 낮거나 높게 평가하는 오류를 말한다.

9

| 과목 | 기본간호학 | 난이도 | ●●● | 정답 | ⑤ |

TPN(완전정맥영양법) 환자의 합병증은 튜브의 오염이나 드레싱 분리, 용액의 오염으로 인해 패혈증이 발생할 수 있다. 포도당의 내인성 장애로 고혈당증이 발생할 수 있으며, TPN을 서서히 중단하면서 반동성 저혈당이 발생할 수 있다. 튜브의 분리나 마개의 소실, 혈관의 일부 폐색으로 인해 공기 색전이 발생할 수 있으며, 불충분한 헤파린의 세척과 주입 중단으로 카테터의 응혈이 발생할 수 있다. 너무 빠른 주입으로 수분 과다가 발생할 수 있는 위험이 있으며 부적절한 카테터의 위치로 기흉이 발생할 수 있다.

| 10 | 과목 | 기본간호학 | 난이도 | ●●● | 정답 | ② |

파울러씨 체위, 즉 반좌위는 호흡곤란, 배농관의 배액 및 흉과과 심장 수술 후 적용하는 자세이다.
① 복와위 : 복와위는 흉복부를 아래로하고 엎드린 자세로 급성 호흡곤란 증후군 환자에게 폐산소화를 호전시키는 방법으로 사용된다.
③ 앙와위 : 배와 가슴을 위로하고 반듯이 누운 자세를 말한다.
④ 슬흉위 : 항문검진 및 내성기 검진 시 환자에게 취하게 한다.
⑤ 트렌델렌버그 체위 : 하체를 상체보다 높게 올리는 자세이다.

| 11 | 과목 | 성인간호학 | 난이도 | ●●● | 정답 | ③ |

류마티스 관절염과 퇴행성 관절염의 차이는 다음과 같다.

구분	류마티스 관절염	퇴행성 관절염
특징	염증 세포에 의해 관절 조직을 스스로 파괴하며 통증이 대칭적이다.	연골이 마모되면서 기계적인 변화가 발생하며 통증이 비대칭적이다.
진행	종종 수주나 수개월 내에 진행된다.	수년에 걸쳐 서서히 진행된다.
부위	중간 마디와 손목 등 거의 대부분의 관절 수부	무릎, 고관절, 어깨, 허리, 발목에 수부
증상	• 아침에 1시간 이상 수부 강직 • 세 군데 이상에서 통증 • 초기 피로감, 발열, 식욕부진 등	• 관절 사용 시 통증 악화 • 강직 증상은 30분 내외 • 가만히 앉아있다가 일어날 때 뻣뻣한 증상 발생
치료	항류마티스 약제 등의 약물 치료 혹은 주사 치료	비수술적 치료 혹은 수술적 치료

| 12 | 과목 | 성인간호학 | 난이도 | ●●○ | 정답 | ③ |

위 – 식도 역류 질환은 가슴쓰림과 연하곤란의 증상이 있으며, 식후 20분에서 2시간 사이 통증이 발생하고 심할 경우 등과 목, 턱으로 방사한다. 콜린성제제로 식도괄약근의 압력을 높여주며 프로톤펌프억제제로 위산분비를 억제한다. H2수용체 길항제로 위산을 감소시키고 식사 1시간 전에서 식후 2 ~ 3시간 사이 제산제를 복용한다. 해당 간호로는 식사 시 적당한 수분을 섭취하도록 하며 빨대를 사용하지 않도록 교육한다. 취침 3시간 이전에는 섭취를 제한하며 수면 시 머리를 상승시키고 초콜릿, 술과 커피, 감귤주스의 섭취를 제한한다. 무거운 물건을 들거나 조이는 옷을 입지 않도록 한다.

| 13 | 과목 | 성인간호학 | 난이도 | ●●● | 정답 | ① |

간 생검 시 검사 전 6시간 금식하며 혈액 검사에서 PT, PTT, Hct, beeding time 등을 체크한다. 호기 후 숨을 참은 상태에서 시행해야 하며 이는 횡격막이 파열되는 것을 예방한다. 시술 후 2시간 동안 우측위를 취하고 어깨 통증을 관찰하며 비타민 K를 투여하여 출혈을 예방한다. 간에 문제가 있는 경우 저단백식이를 권장한다.

| 14 | 과목 | 간호관리학 | 난이도 | ●●● | 정답 | ⑤ |

목표관리(MBO)란 상급자와 하급자가 상호합의하에 특정시점까지 구체적이고 측정 가능한 목표를 설정하고 그 실행계획을 수립하며 목표달성을 위해 함께 노력함으로 조직전체의 목표를 달성하도록 관리하는 과정을 말한다. 효과적인 목표의 조건으로는 직원의 목표는 조직의 목표와 연계되어야하며 정기적으로 평가되고 필요시 조정 가능해야 한다. 우선순위와 결과를 달성하기 위한 구체적 행동 계획이 포함되어야 하며 행위보다 결과 중심적으로 서술해야 한다. 측정 가능하고 계량화가 가능해야 하며 기간을 명확하게 제시하고 달성 가능한 목표여야 한다.

| 15 | 과목 | 간호관리학 | 난이도 | ●●○ | 정답 | ① |

간호사의 법적의무로는 설명 및 동의의무, 확인의무, 주의의무, 비밀유지의무가 있다.
설명 및 동의 의무는 수술 등 침습적인 의료행위에서 예후가 나쁜 결과가 발생할 수도 있는 의료행위일 경우 환자의 자기결정이 요구되는데, 이때 필요한 정보를 제공하고 동의를 구하여야 하는 의무이다.
② 주의 의무: 유해한 결과가 발생하지 않도록 주의해야 하는 의무이다.
③ 확인의무: 간호의 행위와 내용이 정확하게 이루어지는가를 확인해야 하는 의무이다.
④ 비밀유지의무: 의료인이 환자의 신뢰를 바탕으로 알게 된 환자에 대한 정보 및 진료과정에서 알게 된 사실에 대해 보호해야 하는 의무이다.
⑤ 과오: 과실의 특수한 형태로 전문적 훈련과 교육을 받은 종사자들이 표준적 행위를 충족시키지 못한 경우 발생한다.

| 16 | 과목 | 기본간호학 | 난이도 | ●●○ | 정답 | ④ |

대상자의 어깨를 두드려 의식을 확인하고 이후 의식이 없으면 주변사람에게 119 신고 및 자동제세동기를 요청한다. 대상자의 경동맥을 10초간 촉지 후 맥박이 촉지되지 않으면 CPR을 시행한다. 대상자의 흉골 하부 1/2지점에 양손을 포개어 가슴과 수직이 되도록 5cm 깊이로 흉부 압박을 100 ~ 120회/분 시행한다. 30회 시행 후 가슴을 이완시켜 혈류를 증진시키고 머리를 뒤젖히고 턱을 들어 올려 기도를 개방한다. 인공호흡 시 가슴이 충분히 팽창되도록 1회 호흡량을 2회 불어넣는다. 이후 자동제세동을 시행한다.

17

| 과목 | 간호관리학 | 난이도 | ●●○ | 정답 | ① |

표준주의는 병원 내 모든 환자와 오염된 기구 및 물체에 적용하는 것으로 대표적인 예로는 손 씻기가 있다.

③ 접촉주의 : 병실을 나오기 전과 후 손 씻기를 철저히 하고 개인 측정기를 사용한다. 혈액주의는 B형 및 C형 간염과 VDRL, HIV가 해당된다.
④ 공기주의 : 작은 입자의 공기전파를 통해 감염이 발생하는 것으로 음압병실 및 1인실, 시간당 6 ~ 12회 환기가 해당한다.
⑤ 비말주의 : 비말이 90cm 이내의 사람에게 전염되는 것으로 마스크를 착용하는 것으로 예방이 가능하다.

18

| 과목 | 간호관리학 | 난이도 | ●●○ | 정답 | ④ |

정의의 원칙은 보건의료 분야에서 제한된 자원을 가지고 누구를 먼저 치료하고 누가 얼만큼 부담해야 하는가의 문제와 관련이 있는 원칙으로, 공정하고 평등하며 적절하게 각자의 몫을 분배하는 것을 말한다.

① **자율성 존중의 원칙** : 인간은 누구나 자기결정권을 가지고 있으며, 이는 타인에게 피해를 주지 않는 한 누구도 그 권리를 침해 받아서는 안 된다는 원칙이다.
②③ **악행금지의 원칙 및 무해성의 원칙** : 동일한 것으로 대상자에게 의도적으로 해악을 입히거나 위험을 초래하는 것을 금지해야 한다는 것을 말한다.
⑤ **선행의 원칙** : 타인의 이득을 위해 도움을 주어야 한다는 적극적인 의무로써 해악의 예방과 제거뿐만 아니라 적극적인 선의 실행을 요구한다.

19

| 과목 | 간호관리학 | 난이도 | ●●○ | 정답 | ③ |

간호관리에서 인사는 인적자원을 계획하고 확보하며, 활용, 유지, 보전, 개발하는 단계에 해당된다.

① **기획** : 모든 관리활동에 선행하는 것으로 조직의 목표를 설정하고 이를 효율적으로 달성하기 위한 방법과 절차를 개발하는 과정을 말하며, 무엇을 언제 누가 어떻게 할 것인가를 결정한다. 기획의 계층화, 의사결정, 재무관리, 시간관리 과정이기도 하다.
② **조직** : 조직 구조, 조직 문화, 조직의 변화 과정을 통칭한다.
④ **지휘** : 리더십, 집단 관리, 동기 부여, 갈등 관리 등이 포함된다.
⑤ **통제** : 간호의 질 관리와 연관이 있다.

| 20 | 과목 | 성인간호학 | 난이도 | ●●○ | 정답 | ⑤ |

위공장문합술(Billrth Ⅱ)은 위아전 절제술을 하고 공장에 개구부를 만들어 남아있는 위와 공장을 문합하는 수술이다. BillrthⅠ에 비해 남는 위의 크기는 작지만 십이지장 궤양을 완화시킬 수 있으며 십이지장 자극을 감소시켜 담즙이 공장으로 흐르도록 한다. 위의 중간 부위에 암이 있는 경우 시행한다. 수술 후 덤핑 증후군이 발생할 수 있는데 초기 덤핑 증후군은 식후 30분 전후로 심계항진 및 땀흘림, 무기력, 복통, 설사, 구토를 동반한다. 후기 덤핑 증후군은 식후 2 ~ 3시간 이후 무기력, 현기증, 식은땀 증상이 나타나는 것으로 이는 소장에서 다량의 탄수화물이 흡수되면서 일시적으로 혈당이 상승하고 이에 따라 인슐린 분비가 급격히 증가하면서 오히려 저혈당이 발생하기 때문이다. 덤핑 증후군의 예방을 위하여 1회 식사량은 적게 자주 먹는 것으로 교육하고 하루 4 ~ 5번에서 7 ~ 8번 나눠서 식사하도록 권유한다. 음식물은 10번 이상 꼭꼭 씹어 천천히 삼키는 것이 중요하며, 식사시간을 30분 이상 걸리도록 해야 함을 설명한다. 식사 중 물은 반 컵 이하로 제한하고 국물과 함께 하는 식사를 제한하도록 한다. 자기 전에는 음식을 제한하며, 담즙 역류 증상이 있을 경위 취침 2 ~ 3시간 전부터 금식하드록 한다.

| 21 | 과목 | 기본간호학 | 난이도 | ●●○ | 정답 | ② |

① PO : per os로 경구투약이다.
③ SC : subcutaneous로 피하주사이다.
④ SL : sublingual으로 설하투여이다.
⑤ QD : once daily로 매일1회이다.

| 22 | 과목 | 성인간호학 | 난이도 | ●●○ | 정답 | ③ |

백내장 수술 후 드레싱 보호용 안대를 착용하며, 드레싱 교환은 수술 후 6시간 이후 가능하다. 수술 후 즉시 항생제와 부신피질호르몬제를 점안하고 눈을 보호하기 위해 안대나 안경 착용을 권장한다. 수술하지 않은 쪽으로 눕거나 반좌위를 취하도록 하며 안압을 상승시키는 활동(발살바 수기, 허리 구부리기, 재채기, 코풀기, 구토, 목에 꼭 끼는 셔츠나 넥타이)을 피하도록 한다. 또한 날카롭고 갑작스러운 통증이나 출혈과 분비물의 증가, 안검부종, 시력 감소, 번쩍하는 빛이나 부유물 등이 있으면 바로 내원하도록 교육한다.

23

| 과목 | 간호관리학 | 난이도 | ●●● | 정답 | ④ |

급성 골수성 백혈병 환자에게 가장 우선되어야 하는 간호중재로는 감염 예방을 위한 1인실 격리이다. 감염 예방에 초점을 두어야 한다. 환자를 격리하고 방문객을 제한하며, 생과일이나 생채소, 꽃이나 화분을 금지한다. 체온을 주기적으로 측정하고 잠재적인 감염 부위를 주의 깊게 관찰하며 피해야 하는 약물 및 의사의 처방 없이 임의로 복용하는 약물을 금지하는 교육을 시행한다.

24

| 과목 | 성인간호학 | 난이도 | ●●○ | 정답 | ④ |

치매 환자의 특징적인 증상으로는 단기 기억상실이 먼저 나타나며, 오래된 기억은 비교적 잘 기억한다. 과거 능숙하게 했던 활동들은 제대로 수행하지 못하며, 본래 지니고 있던 성격이 달라져 다른 사람처럼 보이기도 한다. 같은 행동은 2회 이상 반복하고 판단이나 추리를 할 수 없게 되며 불안과 조증, 우울 등의 감정기복이 나타난다. 밤이 되어 주의가 어둡고 조용해지면 안정하지 못하고 서성거리며 목적 없이 돌아다닌다거나 폭력적이고 공격적인 언어를 사용하는 행동 장애가 나타나기도 한다. 현실과 다른 망상으로 야간에 큰 소리를 지르고 소동을 피우기도 한다.

25

| 과목 | 성인간호학 | 난이도 | ●●● | 정답 | ② |

공기 중 산소 농도를 20%로 적용하며, 산소 투여 1L = 4%의 산소 농도가 적용된다. 따라서 1L/min의 산소를 주입하게 되면 FiO_2(흡인한 산소의 농도, 주입 산소를 백분율로 나타낸 것)는 20% + 4% = 24%가 된다.

제 03 회 정답 및 해설

1	2	3	4	5	6	7	8	9	10
③	①	①	②	④	②	③	②	⑤	③
11	12	13	14	15	16	17	18	19	20
③	⑤	③	⑤	②	④	②	④	②	⑤
21	22	23	24	25					
①	②	①	①	③					

1

| 과목 | 성인간호학 | 난이도 | ●●○ | 정답 | ③ |

크론병은 구강부터 항문까지 소화관의 어느 부위에서나 발병한다. 주로 회장말단 부위에 호발한다. 주증상은 반고형 대변으로 출혈은 드물고 우하복부의 통증이 있다. 치질과 항문 주위 농양, 누공, 궤양 등이 나타날 수 있다. 암으로의 진행은 흔하지 않다.

> **PLUS TIP** 궤양성 대장염

결장 전체와 대장의 점막과 점막하에서만 발생하는 질환으로 하루 10 ~ 20회 이상의 출혈을 동반한 설사, 좌하복부의 압통, 경련, 통증 등이 증상이다. 궤양성 대장염은 농양을 형성하는 미세한 열상을 통하여 염증, 비후, 충혈 등을 유발한다.

2

| 과목 | 기본병리학 | 난이도 | ●●○ | 정답 | ① |

쇼크의 발생 기전은 원인에 따라 분류되며, 심장이 원인이 되는 쇼크나 저혈액량 쇼크는 심박출량이 감소하여 발생한다. 패혈성 쇼크는 국소적 감염에 의해 세균이 혈액을 따라 전신에 퍼져 발생하는데, 가장 흔한 원인은 내독소를 가지고 있는 그람 음성균이다.

	회독 정답수		
	1회독	2회독	3회독
	/ 25개	/ 25개	/ 25개

3 | 과목 | 성인간호학 | 난이도 | ●●○ | 정답 | ① |

① 통증 감소를 위해 두통을 조절한다.
② 체온 조절을 위해 해열제를 투여한다.
③ 수분 균형 유지를 하고 뇌관류를 증진시킨다.
④ 수분 균형을 유지하기 위해 적절한 수분 섭취를 격려한다.
⑤ 광선 공포증일 경우 방을 최대한 어둡게 유지한다.

4 | 과목 | 기본간호학 | 난이도 | ●●● | 정답 | ② |

① 절석위
③ 파울러씨 체위
④ 복부 잭나이프 체위
⑤ 역 트렌델렌버그 체위

5 | 과목 | 기본간호학 | 난이도 | ●●● | 정답 | ④ |

지속적인 침상 안정은 정맥귀환의 감소로 심장 부담을 가중시켜 심장부하량이 증가한다. 부동이 심맥관계에 미치는 가장 중요한 영향은 심장부하량의 증가, 기립성 저혈압, 정맥 혈전 가능성이다. 침상안정을 하는 동안 발살바 수기를 사용하는 경우가 많아 움직이는 동안 숨을 참아 닫힌 성문에 긴장을 주고 흉곽 내 큰 정맥에 압력을 주어 심장으로의 혈류가 감소하게 된다. 이후 환자가 숨을 내시게 되면 성문이 열리고 흉강 내 압력이 갑자기 떨어져 우심방으로 혈액이 흐르게 되어 심장 부담이 증가한다.

6 | 과목 | 성인간호학 | 난이도 | ●●○ | 정답 | ② |

대상포진은 수두를 일으키는 바이러스가 원인이다. 수두를 앓았던 환자에게서 수두바이러스가 재활성화되어 발생하는 감염증으로 림프종, 백혈병, AIDS와 같이 면역계 질환을 앓고 있는 환자에게 더 잘 발생하며, 재발은 흔하지 않다. 대상포진의 병변은 비대칭적으로 나타난다.

7 | 과목 | 성인간호학 | 난이도 | ●○○ | 정답 | ③ |

고관절 전치환술 후 가장 흔한 합병증인 정맥혈전색전증은 심부 정맥 혈전증으로 발현될 수 있다. 위험 요인으로는 30분 이상의 외과적 시술, 고령의 대상자, 혈전색전증의 과거력, 정맥 정체, 장기간의 부동, 뇌졸중 등이 있다. 혈액 응고는 종아리 부위에서 형성되어 무릎 부위를 거쳐 대퇴를 따라 이동한다.

8 | 과목 | 간호관리학 | 난이도 | ●●○ | 정답 | ② |

② 소급평가의 방법이다.

PLUS TIP 간호 질 평가

㉠ 동시평가 : 환자가 입원하고 있는 동안 환자에게 수행된 간호를 평가하는 방법이다.
　　예) 환자 및 직원 면담, 집담회, 입원 환자 의무기록 감사, 간호활동의 직접 감사
㉡ 소급평가 : 환자가 간호를 모두 받은 이후에 그 결과를 평가 하는 것이다.
　　예) 퇴원 환자의 만족도 조사, 퇴원 환자의 면담, 간호 제공 후 퇴원 환자 기록지 감사

9 | 과목 | 성인간호학 | 난이도 | ●●● | 정답 | ⑤ |

당뇨병 케톤산증은 1형 당뇨병 환자에게 나타나는 가장 심각한 대사 장애이고, 인슐린 투여량이 너무 적을 때 발생한다. 고혈당 상태에서 인슐린이 부족하므로 에너지를 내기 위해 포도당 대신 지방과 단백질, 근육을 쓰게 되면서 분해 과정을 통해 케톤체가 생성된다. 케톤산증이 발생하면 과일향기가 나는 호흡 또는 아세톤 냄새, 쿠스말 호흡이 나타난다. 과다한 케톤을 제거하기 위해 다량의 소변이 배출되면서 탈수, 갈증이 나타나며 전해질 불균형이 일어난다.

| 10 | 과목 | 간호관리학 | 난이도 | ●●○ | 정답 | ③ |

③ 대각선 의사소통의 장점이다.

PLUS TIP 대각선 의사소통

대각선 의사소통은 조직의 계층이나 다른 부서 혹은 다른 병동에서 각기 다른 수준에 있는 사람들끼리 일어나는 의사소통이다. 또 다른 장점으로는 일차적 수준에서 정보 공유와 문제 해결이 가능하며 신속한 질의응답을 할 수 있다.

| 11 | 과목 | 성인간호학 | 난이도 | ●○○ | 정답 | ③ |

① 망막박리: 일차적 눈 상태와 전신질환이 망막에 영향을 주어 시력을 방해하는 질환이다.
② 포도막염: 눈에서 포도막에 해당하는 홍채, 섬모체, 맥락막의 염증이 나타나는 질환이다.
④ 녹내장: 안압의 증가로 인해 시신경 위축 및 시력 손실 등이 발생하는 질환이다.
⑤ 황반 변성: 주로 65세 이상에서 황반과 주위 조직에 위축성 변성이 나타나면서 중심시력이 상실되는 질환이다.

| 12 | 과목 | 기본간호학 | 난이도 | ●○○ | 정답 | ⑤ |

⑤ Morphine – 호흡수

| 13 | 과목 | 성인간호학 | 난이도 | ●●○ | 정답 | ③ |

① 감각마비성 방광 장애: 외측척수로가 차단된 결과로 방광 감각 신경이 소실되어 소변이 차는 것을 느끼지 못한다.
② 억제불능성 신경성 방광 장애: 척수의 피질조절로의 병변으로 감각 신경과 운동 신경은 정상이며 조절 능력이 상실된다.
④ 자율신경성 방광 장애: S2 ~ S4의 모든 신경 연결이 파괴되어 감각 신경과 운동 신경이 소실된다.
⑤ 반사성 신경성 방광장애: 천골분절 이상의 척수절단으로 인해 발생하며 감각 신경과 운동 신경이 소실된다.

| 14 | 과목 | 기본간호학 | 난이도 | ●●● | 정답 | ⑤ |

⑤ 흡기 시 횡격막은 수축하고, 흉곽은 확장한다.

PLUS TIP 호흡 기전

호흡은 대기와 혈액, 그리고 혈액과 세포 간의 가스 교환 기전이다. 호흡은 환기, 관류, 확산과 연관이 있다. 호흡 능력은 앞의 세 과정과 관련된 자료를 통합 분석해야 한다. 환기 능력은 호흡수, 호흡 깊이, 호흡 리듬을 사정하고, 확산과 관류기능은 산소포화도를 통해 사정한다.

| 15 | 과목 | 기본간호학 | 난이도 | ●○○ | 정답 | ② |

① epinephrine – 맥박수 증가
③ 만성 폐쇄성 폐 질환 – 맥박수 증가
④ 출혈 – 맥박수 증가
⑤ 앉아 있거나 서 있는 자세 – 맥박수 증가

PLUS TIP 맥박 영향의 요인

맥박은 심장의 동방결절을 통해 자율신경계통에 의해 조절된다. 교감 신경 자극에 의해 심장 박동과 심근수축력이 증가하고, 부교감 신경 자극에 의해 심장 박동과 심근수축력은 감소한다. 맥박수는 연령이 증가함에 따라 점차 감소하며 체온이 상승하면 대사가 증가하여 맥박수가 증가한다.

| 16 | 과목 | 간호관리학 | 난이도 | ●●○ | 정답 | ④ |

①②③ 구조적 접근 방법
⑤ 결과적 접근 방법

PLUS TIP 간호 질 향상 접근 방법

㉠ 구조적 접근 방법 : 의료 서비스를 제공하는 데 필요한 인적, 물적, 재정적 자원의 측면에서 각각의 항목이 구조 표준을 충족하는지 여부를 평가한다.
㉡ 과정적 접근 방법 : 간호가 어떻게 수행되었는지, 양질의 간호가 제공되었는지 등 간호 과정을 측정하거나 간호사에 의해 제공된 간호의 제공 과정을 평가하는 것이다.
㉢ 결과적 접근 방법 : 수행된 의료 서비스에 의해 현재, 혹은 미래의 건강 상태를 평가하는 접근 방법이다.

| 17 | 과목 | 간호관리학 | 난이도 | ●●● | 정답 | ② |

① 맥클랜드의 성취동기 이론 : 성취 욕구, 친화 욕구, 권력 욕구
③ 매슬로우의 욕구단계 이론 : 생리적 욕구, 안전 욕구, 소속감과 사랑 욕구, 존경 욕구, 자아실현 욕구
④ 알더퍼의 ERG 이론 : 존재 욕구, 관계 욕구, 성장 욕구
⑤ 허츠버그의 2요인 이론 : 위생 요인, 동기 부여 요인

| 18 | 과목 | 간호관리학 | 난이도 | ●○○ | 정답 | ④ |

ⓒ은 팀간호, ⓔ은 일차 간호에 대한 설명이다.

PLUS TIP 간호 조직

㉠ 기능적 간호 : 간호 인력별로 특정 업무를 배정하여 그 업무만을 기능적으로 수행하도록 하는 것으로 환자가 필요로 하는 간호를 총체적으로 수행하는 것과는 거리가 먼 간호 전달 방법이다.
㉡ 팀간호 : 팀원들 간의 광범위한 의사소통을 통해 보조 인력의 비율이 높음에도 불구하고 환자들에게 전인 간호를 제공할 수 있다.
㉢ 일차 간호 : 한 명 이상의 환자를 입원 혹은 치료 시작부터 퇴원 혹은 치료를 마칠 때까지 24시간 내내 환자 간호의 책임을 담당하는 것으로 근무 시간 동안 일차 간호사는 환자에게 직접적인 전인 간호를 시행한다.

| 19 | 과목 | 기본간호학 | 난이도 | ●●○ | 정답 | ② |

공기 색전증은 혈관계로의 공기 유입이 혈류를 막아 혈류를 공급받아야 하는 장기에 기능 부전을 일으켜 발생하는 질환이다. 공기 색전증의 증상은 저혈압, 호흡곤란, 빈호흡, 빈맥, 청색증, 천명음, 지속되는 기침, 의식 저하, 마비 등의 증상이 있다.

| 20 | 과목 | 인체생리학 | 난이도 | ●●○ | 정답 | ⑤ |

근육은 구조와 기능의 차이에 따라 골격근, 심장근, 평활근으로 나뉜다.

PLUS TIP 근육

㉠ 골격근 : 길이 방향으로 수축을 하는데, 길이 방향을 가로지르는 선 모양의 무늬가 있어 가로무늬근(횡문근)이라고도 한다. 운동 신경의 지배를 받아 수의적 운동을 수행한다. 수축 과정에서 화학에너지를 물리에너지로 전환하여 외부 일을 수행한다. 골격근의 수축 과정에서 열이 발생하는데, 떨기(shivering)는 열을 생산하여 체온 유지에 중요한 역할을 한다.
㉡ 심장근 : 골격근과 구조가 유사한 가로무늬근이나 골격근보다 길이가 짧고 운동 신경 작용 없이도 자율신경의 지배를 받아 스스로 수축이 가능한 불수의근이다. 근 세포가 주변의 근 세포와 간극 결합으로 연결되어 있어 여러 개의 근 세포가 동시에 수축하는 것이 특징이다.
㉢ 평활근 : 골격근과 달리 무늬가 없는 민무늬근이며, 기능적으로 심장근과 유사한 불수의근이다. 소화기계, 비뇨기계, 호흡기계, 생식기계, 혈관계 등에 분포하며, 위치에 따른 기능의 다양성 때문에 일정한 구조가 없다.

| 21 | 과목 | 성인간호학 | 난이도 | ●●● | 정답 | ① |

②③ 말하고자 하는 단어를 알아 쓰고 읽을 수 있다.
④ 상대방의 언어를 이해할 수 있다.
⑤ Broca's area 병변으로 인해 나타난다.

PLUS TIP 운동성 실어증(motor aphasia)

㉠ Broca's area 병변으로 인해 발생한다.
㉡ 상대방 이야기를 이해할 수 있고 자신이 말하고자 하는 단어를 알며 쓰거나 읽을 수도 있지만 발음할 수는 없다.

| 22 | 과목 | 기본간호학 | 난이도 | ●○○ | 정답 | ② |

① 무호흡
③ 쿠스말 호흡
④ 지속흡입
⑤ Biot's 호흡

| 23 | 과목 | 간호관리학 | 난이도 | ●○○ | 정답 | ① |

② 런 차트 : 일정 기간 업무 과정의 성과를 측정한 관찰지를 통하여 업무 흐름이나 경향을 조사할 목적으로 사용된다.
③ 파레토 차트 : 하향 막대 그래프에서 상대 빈도나 크기를 보여줌으로써 개선 가능성이 높은 문제에 노력의 초점을 맞춘다.
④ 흐름도 : 어떤 생산이나 서비스가 따르는 과정에서 업무 과정의 결과나 실제 흐름을 밝힐 수 있도록 한다.
⑤ 인과관계도 : 문제를 일으킬 수 있는 모든 가능한 요인을 찾아내고 규명하여 문제의 원인을 더 자세하게 파악할 수 있도록 한다. '뼈 그림'이라고도 한다.

| 24 | 과목 | 간호관리학 | 난이도 | ●●○ | 정답 | ① |

② 직무 순환 : 서로 하던 과업을 바꾸어 수행하는 방법이다. 직원의 기술 범위를 증가시킬 수 있고, 다른 기술의 개발 기회를 제공할 수 있다.
③ 직무 확대 : 단순하고 반복적 업무를 다양하게 변화시키기 위해 업무 범위를 확대하는 것을 말한다.
④ 직무 충실화 : 새로운 지식습득의 기회를 부여하는 등의 개인적 책임에 대한 피드백을 제공함으로서 직무의 깊이를 증가시킬 수 있는 방법이다.
⑤ 직무 분석 : 어떤 직무의 특성을 규정하는 데 필요한 각종 정보를 사용 목적에 맞도록 과학적이고 체계적으로 분석하는 활동을 말한다.

| 25 | 과목 | 성인간호학 | 난이도 | ●●● | 정답 | ③ |

출생 후 폐 확장에 결정적으로 필요한 폐포 계면활성제는 lecithin(L)으로, 21주 후 감지되기 시작하여 24주 이후 양이 증가한다. 또 다른 인지질인 sphingomye lin(S)은 일정량을 유지한다. 즉 L/S 비율을 가지고 태아의 폐 성숙도를 확인하고 2:1이면 태아의 폐는 성숙한 것으로 간주한다. 이 비율은 임신 35주경 나타난다.

제 04 회 정답 및 해설

1	2	3	4	5	6	7	8	9	10
②	②	②	③	⑤	④	⑤	④	③	③
11	12	13	14	15	16	17	18	19	20
⑤	⑤	④	⑤	④	③	④	⑤	④	②
21	22	23	24	25					
⑤	⑤	⑤	⑤	③					

1

과목	성인간호학	난이도	●●○	정답	②

① 재생불량성 빈혈 : 골수의 조혈조직이 감소하고 지방조직으로 대체됨으로써 조혈모세포가 감소하여 적혈구, 백혈구, 혈소판이 모두 감소하는 범혈구 감소증이 발생하는 질환이다.
③ 무과립 세포증 : 호중구의 생산이 감소하거나 과잉, 파괴되어 발생하는 질환이다.
④ 겸상 적혈구병 : 유전질환으로 적혈구 모양이 낫 모양으로 변화하여 저산소증을 유발하고 심각한 빈혈을 일으키는 질환이다.
⑤ 급성 골수구성 백혈병 : 과립구의 전구세포인 골수아구의 무한증식으로 정상 조혈과정을 방해하여 발생하는 질환이다.

2

과목	성인간호학	난이도	●●●	정답	②

① 베타 교감 신경 차단제 : 심근의 산소 요구량을 감소시켜, 심박수를 저하시키고 혈압은 낮춰 협심증의 발작 빈도를 감소시킨다.
③ 항혈전제 : 혈소판 응집을 억제하고 응고력을 감소시켜 급성 심근경색의 진행을 예방한다.
④ 안지오텐신Ⅱ 수용체 차단제 : 안지오텐신 수용체를 차단하여 알도스테론 분비를 억제하여 혈관이 수축되는 것을 예방한다.
⑤ 안지오텐신 전환 효소억제제 : 안지오텐신Ⅰ이 안지오텐신Ⅱ로 전환되는 것을 차단하여 혈관이 수축되는 것을 억제한다.

	회독 정답수		
	1회독	2회독	3회독
	/ 25개	/ 25개	/ 25개

3

| 과목 | 간호관리학 | 난이도 | ●●○ | 정답 | ② |

① 연공급 : 개인의 학력, 경력 등 인적 요소를 중심으로 임금을 결정하는 것이다.
③ 직능급 : 직무급과 연공급을 결합한 방식이다.
④ 자격급 : 자격제도를 바탕으로 한 임금체계로 직능급을 제도화한 것이다.
⑤ 성과급 : 개개인의 성과를 측정하여 성과에 비례하는 임금을 지급하는 방식이다.

4

| 과목 | 기본간호학 | 난이도 | ●●○ | 정답 | ③ |

시상하부는 편안한 온도인 '기준점'을 유지함으로써 체온을 조절한다. 시상하부는 환경 온도가 저하되면 열 생산 반응이 활성화되고, 온도가 상승하면 열 생산 반응이 감소하며 체온의 미세한 변화를 감지한다.

5

| 과목 | 기본간호학 | 난이도 | ●○○ | 정답 | ⑤ |

간호사의 역할에는 돌봄제공자, 의사소통자, 교육자, 상담자, 지도자, 연구자, 옹호자, 변화촉진자, 의사결정자, 조정자, 협력자, 행정가, 관리자가 있다.

6

| 과목 | 성인간호학 | 난이도 | ●○○ | 정답 | ④ |

① 관절 천자 : 무균적 시술로 주사바늘을 관절 내로 삽입하여 관절액을 흡인해내는 검사이다.
② 관절 조영술 : 관절에 조영제를 주사한 후, 방사선 촬영을 시행하는 검사이다.
③ X-선 검사 : 뼈의 비정상을 발견하기 위해 가장 많이 사용하는 비침습적 검사이다.
⑤ 뼈 스캔 : 방사선 동위원소의 주입이 필요하며 주입 후 전신스캔을 시행한다. 악성 종양, 골수염 등을 진단하기 위해 사용된다.

7

| 과목 | 간호관리학 | 난이도 | ●●● | 정답 | ⑤ |

총체적 질 관리(TQM)는 조직 문화, 서비스, 상품, 업무 프로세스 등을 향상시키기 위해 모든 조직구성원들이 참여해야 한다는 데 기반하고 있다. 총체적 질 관리의 방법은 흐름도, 체크리스트, 히스토그램 등의 다양한 기법을 사용한다.

8

| 과목 | 간호관리학 | 난이도 | ●●● | 정답 | ④ |

④ 분권화의 단점이다.

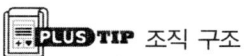 조직 구조

㉠ 집권화
- 장점: 통일성 있으며 전문적이고 경비가 절약되며 신속한 위기 대처능력을 발휘한다. 또한, 중복과 혼란은 피하며 리더의 책임성과 동기 부여가 증가한다.
- 단점: 관료주의, 권위주의적이며, 창의성, 자주성, 혁신성이 결여된다. 또한 조직이 탄력적으로 대처하지 못하며 의사소통이 결여되고 협동심이 저하되어 행정의 실효성에서 일탈하기가 쉽다.

㉡ 분권화
- 장점: 대규모 조직에 효율적이다. 신속한 업무 처리가 가능하며 조직 구성원 간의 협동이 증가한다.
- 단점: 중앙의 지휘 감독이 약화될 수 있으며, 업무가 중복될 수 있다. 또한, 조직의 조정이 어렵고 협동심이 저하되며 전문화가 어렵다.

9

| 과목 | 성인간호학 | 난이도 | ●●○ | 정답 | ③ |

①②④⑤는 양성 종양의 특징이다.

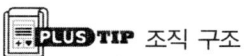 악성 종양의 특징

주위 조직에 침윤하면서 성장하며 일반적으로 분화가 잘 되어 있지 않다. 빠르게 성장하며 피막 안에 있지 않아 신생물성 세포가 주위 조직으로 침범이 가능하다.

10

| 과목 | 간호관리학 | 난이도 | ●●○ | 정답 | ③ |

① 위해 사건 : 의료 환자에게 위해를 가져온 사건이다.
② 의료 과오 : 표준 진료를 수행하지 못해 환자에게 손상을 유발하여 과실로 인정된 것이다.
④ 적신호 사건 : 위해사건 중에서 의료 환자에게 장기적이고 심각한 위해를 가져온 사건이다.
⑤ 의료 오류 : 현재의 의학적 지식수준에서 예방 가능한 위해사건 혹은 근접의료를 총칭하는 것이다.

11

| 과목 | 기본간호학 | 난이도 | ●○○ | 정답 | ⑤ |

열 요법의 적응증으로 월경통, 요통, 국소농양, 치질, 항문주위·질 염증, 퇴행성 관절 질환 등이 있다.
①②③④는 열 요법의 금기증이다.

12

| 과목 | 성인간호학 | 난이도 | ●●● | 정답 | ⑤ |

⑤ 신성 신부전에 대한 설명이다.

> **PLUS TIP** 신성 신부전
>
> 신성 신부전은 세뇨관의 세포가 탈락되어 관강 안을 폐쇄하거나 간질의 부종을 일으켜서 세뇨관을 압박, 폐쇄시킬 가능성이 있다. 이것으로 인해 소변 감소증과 무뇨가 발생된다. 신성 신부전의 전신적인 징후는 부종, 체중 증가, 좌심실의 확장 기압 상승으로 인한 객혈, 빈혈로 인한 허약과 고혈압 등이 있다.

| 13 | 과목 | 기본병리학 | 난이도 | ●○○ | 정답 | ④ |

단순 헤르페스 바이러스는 키스와 같은 물리적 접촉에 의해 감염된다. 대다수의 신생아가 태반을 통해 얻은 단순 헤르페스 바이러스에 대한 항체를 갖고 태어나지만, 나이가 들면서 점점 면역이 없어짐에 따라 약 45세 정도에서 약 70%의 인구가 새로운 감염을 일으키게 된다. 하지만 대부분은 특별한 임상 증세를 나타내지 않는다.

PLUS TIP 헤르페스 바이러스

성기 헤르페스 바이러스는 성 접촉이나 출생 시 산도에서 감염되며, 전반적으로 널리 퍼져 있지는 않으나 나이가 증가함에 따라 감염도 증가한다. 단순 헤르페스 바이러스와 성기 헤르페스 바이러스는 둘 다 신경줄에서 서서히 증식하며, 피부 혹은 점막에 소포성 발진을 일으킨다.

| 14 | 과목 | 성인간호학 | 난이도 | ●○○ | 정답 | ⑤ |

①②③④는 저칼슘혈증 환자에서 관찰할 수 있는 증상이다.

| 15 | 과목 | 기본간호학 | 난이도 | ●○○ | 정답 | ④ |

삼각근은 접근이 쉬운 주사 부위지만 대부분 근육 발달이 미비해서 영아나 아동에서는 이용하지 않는다.
①② 둔부의 복면부위는 깊은 근육이며, 큰 혈관이나 주요 신경분포가 없어 안전하다.
③ 대퇴직근은 대퇴의 앞쪽에 있는 근육이다. 다른 사람이 주사를 놓아 줄 수 없을 때 혼자서도 주사할 수 있는 근육주사 부위이다.
⑤ 삼각근은 상완 동맥이 인접하고 있어 약물의 흡수 속도가 근육주사 부위 중 가장 빠르지만, 상완골을 따라 요골신경과 심상완 동맥이 있어 잠재적 손상 가능성이 크다.

16 | 과목 | 성인간호학 | 난이도 | ●○○ | 정답 | ③ |

① 호흡성 산증($PaCO_2$ 증가, pH 감소)
② 호흡성 알칼리증($PaCO_2$ 감소, pH 증가)
④ 대사성 알칼리증($PaCO_2$ 정상, pH 증가)
⑤ 대사성 알칼리증(HCO_3^- 증가, pH 증가)

17 | 과목 | 간호관리학 | 난이도 | ●○○ | 정답 | ④ |

프로젝트 조직은 특정 프로젝트를 수행하기 위하여 여러 부서에서 전문적인 능력을 가진 사람들을 차출하여 구성된 임시조직이다.

18 | 과목 | 성인간호학 | 난이도 | ●○○ | 정답 | ⑤ |

①②③④ 역격리에 대한 설명이다.

PLUS TIP 격리

격리는 환자의 전염병으로부터 타인을 보호하는 것으로 신종플루, SARS, MRSA, 기타 전염병 환자를 간호할 때 적용한다.

19 | 과목 | 성인간호학 | 난이도 | ●●● | 정답 | ④ |

강직성 척추염은 아침에 강직과 통증을 호소하며, 다른 원인의 요통과 달리 쉬고 나면 증상이 심해지고 움직이면 통증이 약해진다. 현재까지 강직성 척추염에 대한 완치법은 없지만 우선 운동 요법이 주축이 되며 비스테로이드성 소염제를 운동 요법과 병용하여 복용한다.

| 20 | 과목 | 간호관리학 | 난이도 | ●●● | 정답 | ② |

① 직무 범위 척도 : 각 직무의 내용을 분류하여 등급을 매기는 것이다.
③ 행위 기준 평점 척도 : 전통적인 직무수행평가 시스템이 지니고 있는 한계점을 보완하기 위해 개발된 평가 기법이다.
④ 에세이 : 자유 형식 점검이라고 부르며 평가자는 구성원의 장점이나 성장과 발전이 요구되는 분야를 자유롭게 기술한다.
⑤ 목표관리 : 상급자와 하급자가 합의하에 구체적이고 측정 가능한 목표를 설정하고 목표를 달성하도록 관리한다.

| 21 | 과목 | 기본간호학 | 난이도 | ●●● | 정답 | ⑤ |

손을 펴고 가운데 손가락을 이용하여 타진한다.
① 흉통 호소 시 타진하지 않는다.
② 위에서 아래로 내려가며 타진한다.
③ 뼈 돌출 부위는 타진하지 않는다.
④ 흉곽 뒤쪽 폐 첨부에서 시작하여 아래로 내려가며 대칭적으로 타진한다.

| 22 | 과목 | 간호관리학 | 난이도 | ●●○ | 정답 | ⑤ |

간호사는 전문가로서 전문 간호 업무 수행과 관련하여 여러 가지 법적 의무를 진다. 간호사에게 부여되는 법적 의무에는 간호 표준에 따라 성실한 간호를 제공해야 하는 일반적 의무와 법에서 특별하게 규율한 각종 의무가 있다. 간호사의 법적 의무는 주의의무, 설명 및 동의 의무, 확인 의무, 비밀유지 의무가 있다.

| 23 | 과목 | 간호관리학 | 난이도 | ●●○ | 정답 | ⑤ |

마약의 잔량이 남은 경우 이중 잠금 장치가 있는 마약 금고에 토관하고, 모든 마약류의 사용 후 남은 잔량은 약국으로 반납한다.

| 24 | 과목 | 기본간호학 | 난이도 | ●●● | 정답 | ⑤ |

A는 자료에서 도출된 사정을 말한다.
① P : 대상자문제와 관련된 간호계획
②③ O : 간호사가 관찰한 내용
④ S : 대상자의 말이나 표현에 의한 자료

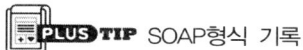 SOAP형식 기록

㉠ S(subjective data) : 주관적 자료
㉡ O(objective data) : 객관적 자료
㉢ A(assessment) : 사정
㉣ P(plan) : 계획

| 25 | 과목 | 기본간호학 | 난이도 | ●●● | 정답 | ③ |

③ 내이는 전정 신경과 와우 신경으로 구성된 제8뇌신경인 청신경이 분포하고 있다.

PLUS TIP 귀 구조

귀는 청력과 평형유지를 하는 기관으로 외이, 중이, 내이로 구성되어 있다. 접근성이 좋아 비교적 검진이 용이하나, 중이와 내이는 직접적인 관찰은 할 수 없고, 청각검사를 통하여 상태를 예상할 수 있다. 외이는 소리를 모으는 귓바퀴와 성인의 경우 약 2.5cm 정도의 길이를 가진 S자 모양의 이도로 구성된다.

제 05 회 정답 및 해설

1	2	3	4	5	6	7	8	9	10
④	③	④	①	④	①	④	④	④	②
11	12	13	14	15	16	17	18	19	20
④	③	①	⑤	②	①	⑤	③	②	②
21	22	23	24	25					
③	⑤	⑤	②	②					

1

| 과목 | 성인간호학 | 난이도 | ●●○ | 정답 | ④ |

천식은 만성 염증성 질환으로 가역적인 기도 폐쇄를 특징으로 하는 폐쇄성 폐 질환이다.
① 기관지 확장증은 기관지벽의 탄력 섬유와 근육이 파괴되어 기관지가 비가역적으로 확대되는 질환이다.
② 흐린 점액, 깨끗한 침, 많은 양의 냄새 나는 화농성 객담이 관찰된다.
③ 수분 섭취, 가습, 기침 격려 등을 통해 지속적인 기도 청결을 해주는 것이 중요하다.
⑤ 감염 예방을 위해 적절한 영양 공급, 인플루엔자 및 폐렴 예방 접종 등이 필요하다.

2

| 과목 | 간호관리학 | 난이도 | ●○○ | 정답 | ③ |

③은 정보적 역할이다.

> **PLUS TIP** 역할의 종류
>
> ㉠ 대인관계자 역할 : 대표자, 지도자, 섭외자
> ㉡ 정보적 역할 : 모니터, 정보전달자, 대변자
> ㉢ 의사결정자 역할 : 기업가, 고충처리자, 자원분배자, 협상자

	회독 정답수		
	1회독	2회독	3회독
	/ 25개	/ 25개	/ 25개

3

| 과목 | 성인간호학 | 난이도 | ●●○ | 정답 | ④ |

의식이 소실되면 손상부위에 자극을 가해도 통증을 호소할 수 없다. 의식이 소실된 응급환자는 우선적으로 척추손상이 있다고 가정하고 처치를 한다. 척추손상의 경우 하악견인법으로 기도를 유지한다. 이때 절대로 환자의 목을 뒤로 젖히지 않는다. 또한, 척수손상 방지를 위해 머리와 목을 일직선으로 유지한다.

4

| 과목 | 성인간호학 | 난이도 | ●●● | 정답 | ① |

② 긴장성발작(강직성발작) : 갑작스럽게 근육의 긴장도와 근육수축이 증가하는 것이다.
③ 긴장성 – 간대성발작(대발작) : 전체 발작의 10%를 차지하며 긴장성발작만 일으키는 경우도 있고 간대성발작만 일으키는 경우도 있다.
④ 근간대성발작 : 갑자기 빠르고 순간적인 근육구축이 전신 또는 사지 및 몸통의 일부에 연달아 반복적으로 일어나는 발작을 말한다.
⑤ 결신발작(소발작) : 수초에서 수 분간 의식만 살짝 잃는 것으로 자세히 보지 않으면 옆에서도 모르고 지나가는 경우가 많다.

5

| 과목 | 성인간호학 | 난이도 | ●○○ | 정답 | ④ |

복막염은 대부분 소독의 실수로 인해 발생한다. 통 목욕을 금하고 매일 샤워하는 것이 좋다. 환자는 정해진 횟수와 방법대로 투석 백을 교환하고, 카테터 출구 부위를 매일 소독해야 한다.

6

| 과목 | 기본간호학 | 난이도 | ●○○ | 정답 | ① |

중심 정맥관은 단기간 또는 장기간의 항생제 및 항암제 약물 투여, TPN 등의 영양제 주입, 중심 정맥압 측정, 혈액 채취, 다량의 수액이나 혈액 공급 등의 목적으로 삽입한다.

7

| 과목 | 성인간호학 | 난이도 | ●○○ | 정답 | ④ |

7번 뇌신경은 안면신경이다.
① 1번 뇌신경 : 후신경
② 3번 뇌신경 : 동안신경
③ 5번 뇌신경 : 삼차신경
⑤ 9번 뇌신경 : 설인신경

8

| 과목 | 간호관리학 | 난이도 | ●○○ | 정답 | ④ |

마약류 주사제 파손 시, 파손 상태 그대로 깨진 조각까지 보관하며, 사고 마약류 발생 보고서와 함께 약국으로 반납한다.

9

| 과목 | 성인간호학 | 난이도 | ●●● | 정답 | ④ |

①②③⑤는 좌심부전의 증상이다.

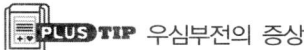 **우심부전의 증상**

㉠ 전신 부종 : 요흔성 부종(Pitting edema)이 생긴다.
㉡ 간 비대, 우상복부 압통, 경정맥이 확장된다.
㉢ 중심 정맥압이 상승한다.

| 10 | 과목 | 기본간호학 | 난이도 | ●●○ | 정답 | ② |

고막은 시상하부와 동일한 동맥 혈액이 흘러 고막체온은 심부체온을 반영한다.

| 11 | 과목 | 성인간호학 | 난이도 | ●●○ | 정답 | ④ |

① 티넬 징후
② 팔렌씨 징후
③ 브루진스키 징후
⑤ 트렌델렌버그 징후

| 12 | 과목 | 기본간호학 | 난이도 | ●●○ | 정답 | ③ |

의무 기록은 다음과 같다.
㉠ 환자의 투약, 처치, 검사결과, 수술, 경과, 식이, 간호기록 등 모든 의료정보를 포함한다.
㉡ 환자의 사전 동의 시 임상연구자료나 교육자료로 활용된다.
㉢ 환자의 법적 자료로 활용될 수 있다.

| 13 | 과목 | 성인간호학 | 난이도 | ●●● | 정답 | ① |

SGOT, SGPT 수치가 상승한다.
②⑤ 휴식을 취하거나 니트로글리세린 투여에도 통증이 지속된다.
③ WBC 수치가 증가한다.
④ 30분 이상 지속되는 통증이 있다.

| 14 | 과목 | 인체생리학 | 난이도 | ●●○ | 정답 | ⑤ |

① 뇌하수체 전엽 – 갑상선 자극 호르몬(TSH)
② 뇌하수체 후엽 – 옥시토신
③ 갑상선 – 갑상선 호르몬
④ 부신 피질 – 당류코르티코이드

| 15 | 과목 | 성인간호학 | 난이도 | ●●● | 정답 | ② |

② 음식물이 빠르게 내려가는 것을 막기 위해 식후에는 누워 있는 것이 좋다.
① 음식물이 빠르게 내려가는 것을 막기 위해 식사 중에 물을 먹지 않는다.
③ 위와 십이지장을 문합하는 Billroth Ⅰ 수술보다 위와 공장을 문합하는 Billroth Ⅱ 수술 후에 호발한다.
④ 고지방 식이를 하여야 음식물의 위 내 정체율이 증가한다.
⑤ 초기 증상은 저혈량, 교감 신경의 자극이 원인이고, 후기 증상은 저혈당이 원인이다.

| 16 | 과목 | 성인간호학 | 난이도 | ●●○ | 정답 | ① |

환자 사정 즉시 제세동(Defibrillation)을 실시하여 뇌 손상을 방지한다.

PLUS TIP 심실세동 환자 간호

㉠ 5분 이내 치료하지 않을 시 심각한 뇌손상을 초래한다.
㉡ 발견 즉시 심폐소생술 실시한다.
㉢ 제세동(Defibrillation)을 실시한다.
㉣ 에피네프린을 투여한다.

| 17 | 과목 | 성인간호학 | 난이도 | ●●○ | 정답 | ⑤ |

억제대 사용 시 환자를 더 자극해 두개 내압을 더 상승 시킬 수 있으므로 억제대 사용은 신중해야 한다.

| 18 | 과목 | 기본간호학 | 난이도 | ●●● | 정답 | ③ |

대사성 알칼리증은 pH 및 HCO_3^-가 정상보다 높다. 뇌척수액의 pH 증가, 오심 및 구토, 혼돈 및 기면, 저칼슘혈증, 저칼륨혈증 등의 증상이 나타나며 보상 기전으로 느리고 얕은 호흡을 한다.

| 19 | 과목 | 성인간호학 | 난이도 | ●●○ | 정답 | ② |

GH(성장호르몬)이 과다 분비되는 성인은 말단 비대증이 나타난다.
① ACTH(부신피질자극호르몬) : Cortisol 및 성스테로이드 분비를 자극한다.
③ ADH(항이뇨호르몬) : 뇌하수체 후엽에서 분비된다.
④ PTH(부갑상샘호르몬) : 혈중 칼슘 농도를 증가시킨다.
⑤ TSH(갑상샘자극호르몬) : T3, T4 호르몬 분비를 자극하며 과다분비 시 갑상샘 항진증, 분비 저하 시 갑상샘 저하증을 유발한다.

| 20 | 과목 | 기본병리학 | 난이도 | ●●○ | 정답 | ② |

① 알츠하이머병 – 대뇌피질
③ 헌팅톤 무도병 – 대뇌 기저핵과 뇌간
④ 혈관확장성 운동실조증 – 척수와 소뇌
⑤ Kugelberg Welander 증후군 – 운동신경세포

| 21 | 과목 | 기본간호학 | 난이도 | ●●● | 정답 | ③ |

①②는 폐쇄배액법이다.

PLUS TIP 개방배액법

Penrose 배액관을 통해 배액시키는 방법이다. 상처 부위의 옆쪽을 절개하여 배액관을 삽입한 후 배액관 끝 부분을 안전핀이나 클립으로 고정하여 배액관이 상처 쪽으로 들어가는 것을 방지하는 배액법이다.

| 22 | 과목 | 기본간호학 | 난이도 | ●●● | 정답 | ⑤ |

심호흡으로 인한 폐포 과다 환기로 폐의 허탈을 예방하며 폐확장과 용량을 증진시킨다. 또한 흡입성 마취제와 점액을 배출시켜 조직의 산소화를 촉진한다.

| 23 | 과목 | 기본간호학 | 난이도 | ●●○ | 정답 | ⑤ |

낙상 고위험 대상자는 다음과 같다.
㉠ 65세 이상 노인
㉡ 낙상 과거력
㉢ 균형감각 손상이나 보행 혹은 자세의 변화
㉣ 이뇨제, 신경안정제, 진정제 등의 약물 복용 환자
㉤ 체위성 저혈압

24

| 과목 | 성인간호학 | 난이도 | ●●○ | 정답 | ② |

① 단순 유방 절제술
③ 근치 유방 절제술
④ 사분위 절제술
⑤ 종괴 절제술

PLUS TIP 변형 근치 유방절제술(MRM)

소흉근만 남겨 두고 유방, 액와림프절, 피부를 제거하는 수술이다. 수술 후 팔에 부종이 발생하지 않고, 어깨 기능에 장애를 남기지 않는 장점이 있다.

25

| 과목 | 성인간호학 | 난이도 | ●●○ | 정답 | ② |

만성 신우신염의 경우 신손상이 고혈압을 유발할 수 있고, 고혈압이 신손상을 더욱 악화시킬 수 있으므로 혈압을 조절하는 것이 중요하다.

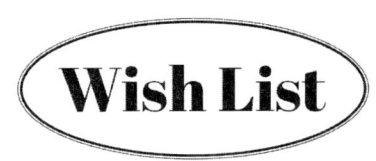

고생한 나에게 주는 선물! 머리가 어지러울 때
시험이 끝나고 하고 싶은 일들을 하나씩 적어보세요.

01	
02	
03	
04	
05	
06	
07	
08	
09	
10	

성공하기 전에는 항상 그것이 불가능한 것처럼 보이기 마련이다. - 넬슨 만델라

부산대학교병원

실력평가 모의고사

성명 / **성**

생년월일

부산대학교병원 실력평가 모의고사

성명

생년월일

부산대학교병원 실력평가 모의고사

성명:

생년월일:

부산대학교병원 실력평가 모의고사

성명	

번호	정답					체크
1	①	②	③	④	⑤	
2	①	②	③	④	⑤	
3	①	②	③	④	⑤	
4	①	②	③	④	⑤	
5	①	②	③	④	⑤	
6	①	②	③	④	⑤	
7	①	②	③	④	⑤	
8	①	②	③	④	⑤	
9	①	②	③	④	⑤	
10	①	②	③	④	⑤	
11	①	②	③	④	⑤	
12	①	②	③	④	⑤	
13	①	②	③	④	⑤	
14	①	②	③	④	⑤	
15	①	②	③	④	⑤	
16	①	②	③	④	⑤	
17	①	②	③	④	⑤	
18	①	②	③	④	⑤	
19	①	②	③	④	⑤	
20	①	②	③	④	⑤	
21	①	②	③	④	⑤	
22	①	②	③	④	⑤	
23	①	②	③	④	⑤	
24	①	②	③	④	⑤	
25	①	②	③	④	⑤	

생 년 월 일

⓪	⓪	⓪	⓪	⓪	⓪	⓪	⓪
①	①	①	①	①	①	①	①
②	②	②	②	②	②	②	②
③	③	③	③	③	③	③	③
④	④	④	④	④	④	④	④
⑤	⑤	⑤	⑤	⑤	⑤	⑤	⑤
⑥	⑥	⑥	⑥	⑥	⑥	⑥	⑥
⑦	⑦	⑦	⑦	⑦	⑦	⑦	⑦
⑧	⑧	⑧	⑧	⑧	⑧	⑧	⑧
⑨	⑨	⑨	⑨	⑨	⑨	⑨	⑨

절 취 선

부산대학교평원 실력평가 모의고사

성명:

M·E·M·O

M·E·M·O

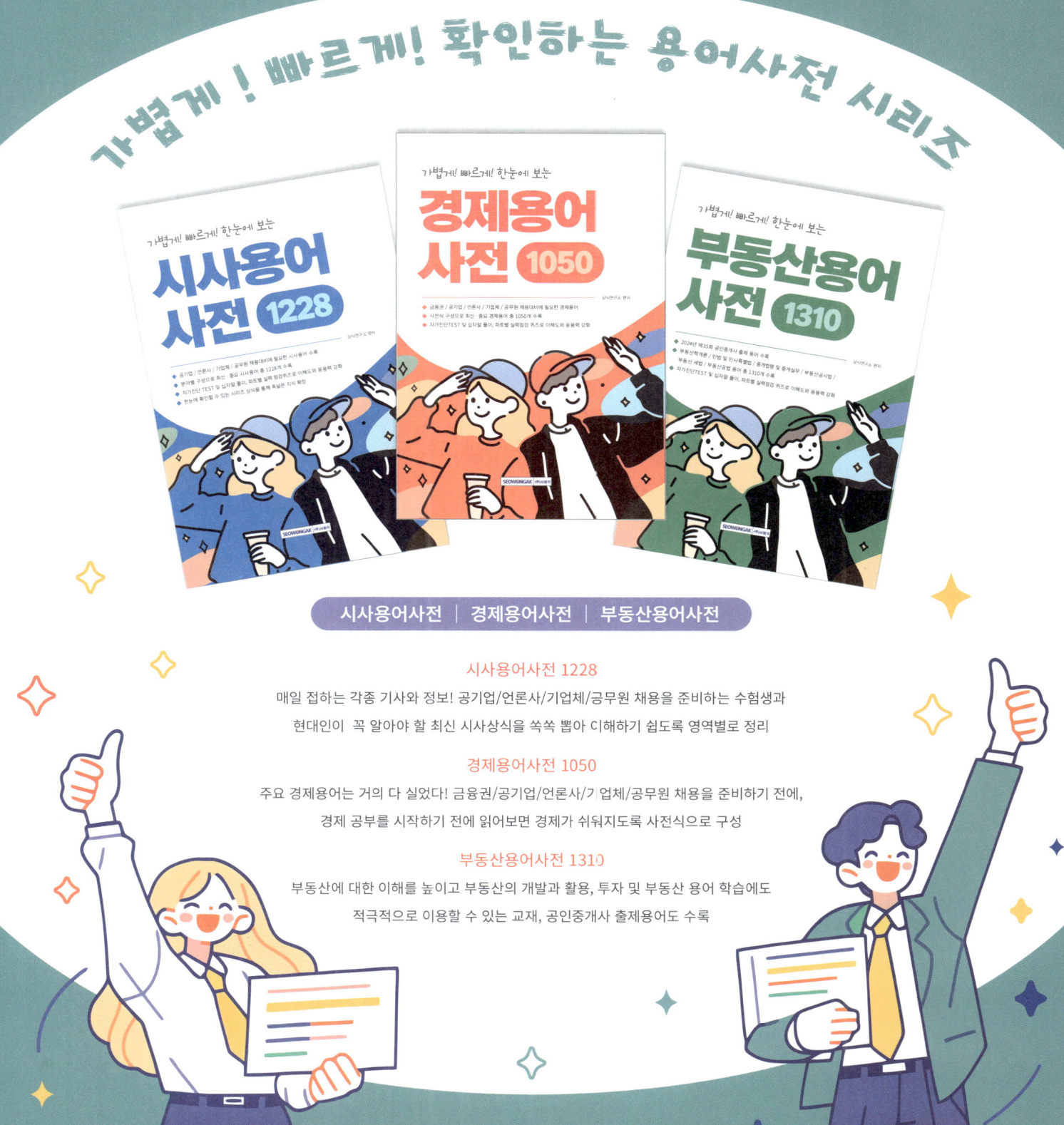

자격증

한번에 따기 위한 서원각 교재

한 권에 준비하기 시리즈 / 기출문제 정복하기 시리즈를 통해 자격증 준비하자!

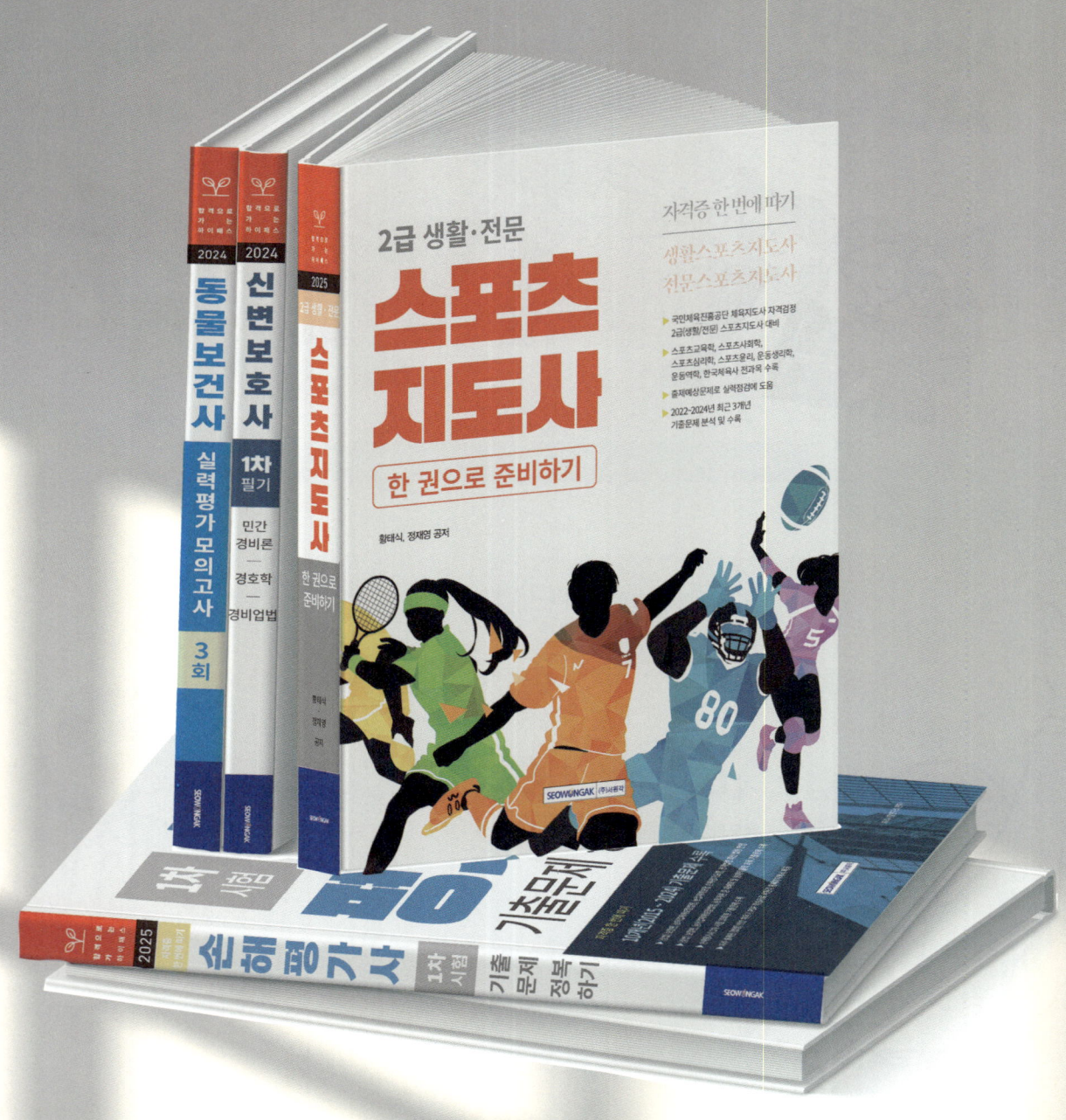